Schriftenreihe Neurologie — Neurology Series

10

Hans Spiess

Schädigungen am peripheren Nervensystem durch ionisierende Strahlen

Mit ausführlicher englischer Zusammenfassung

Mit 35 Abbildungen

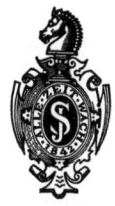

Springer-Verlag Berlin · Heidelberg · New York 1972

Privatdozent Dr. med. H. SPIESS
Spezialarzt FMH für Neurologie, Neurologische Universitätsklinik
(Direktor Prof. M. Mumenthaler)
CH-8001 Zürich, Talstraße 65

ISBN-13: 978-3-642-65349-0   e-ISBN-13: 978-3-642-65348-3
DOI: 10.1007/978-3-642-65348-3

Vorwort

Der menschliche Organismus stand schon immer unter Einflüssen von ionisierenden Strahlen. Die Strahleneinwirkungen sind aber erst in diesem Jahrhundert zu einer echten Gefahr geworden. Zunächst waren es die für die Humanmedizin so segensreichen Entdeckungen der Röntgendiagnostik und der Strahlentherapie, welche für einzelne Berufsgruppen und Kranke eine Vergrößerung der radioaktiven Gefährdung mit sich brachten. Zwangsläufig ergab sich die Frage nach der ohne Schaden tragbaren Strahlenbelastung, beziehungsweise nach Möglichkeiten des Strahlenschutzes.

Die Entdeckung der Kernspaltung und besonders die Schockwirkung der ersten Atombombenexplosion im Jahre 1945 mit deren verheerenden Folgen gaben diesen Fragen allgemeine Bedeutung. Die Menschheit war aufgerüttelt, und Angst, Unsicherheit, aber auch Unkenntnis und Unverstand verbreiteten eine weltweite Strahlenhysterie. Diese richtete sich verständlicherweise nicht nur gegen das Schreckensgespenst eines Atomkrieges, sondern gab auch Anlaß zu vielen gefühlsbetonten Protesten gegen die friedliche Ausnützung der Atomenergie, ja ganz allgemein gegen die Anwendung ionisierender Strahlen für diagnostische und therapeutische Zwecke. Im Strom einer besonders von Seiten der Laien verständlichen Besorgnis gegen jede Art von Radioaktivität nahmen auch alle Forschungen über Strahlendosierung, Strahlenmessung, Strahlenwirkung und Strahlenschutz einen großen und dringend nötigen Aufschwung.

In vielen Tierexperimenten wurden auch die Erkenntnisse der Strahlenwirkungen auf den Menschen erweitert. Dabei interessierte besonders das akute Strahlensyndrom mit seinen zentralnervösen, gastrointestinalen und hämatologischen Symptomen und deren Behandlung. Die weniger dramatischen Erscheinungen der chronischen Strahleneinwirkung, beziehungsweise die Spätschädigungen und viele genetische Aspekte standen vorerst eher im Hintergrund. Sie sind erst in den letzten 15—20 Jahren intensiver studiert worden. Dies gilt in ganz besonderem Maße für alle Formen von Strahlenspätschädigungen am Nervensystem. Zudem wiesen viele Beobachtungen auf eine ausgesprochene Strahlenresistenz des peripheren Nervensystems hin, so daß zahlreiche und namhafte Fachleute eine primäre Spätschädigung am peripheren Neuron überhaupt ablehnten. Allerdings stützten sich die meisten Untersuchungen auf Akutversuche, d. h. in der Regel auf hochdosierte Einzeitbestrahlungen. Erst weitere elektro-physiologische und vor allem elektronenoptische, biophysikalische und biochemische Untersuchungen, wie sie heute immer intensiver durchgeführt werden, können die vielen noch ungelösten Probleme lösen helfen. Auch die vorliegende Arbeit soll — ein kleines Element im großen Mosaik der offenen Fragen — Anregung zu weiterer Forschung sein.

Ausgehend von einer größeren Anzahl von Einzelbeobachtungen einer Neurologischen Poliklinik soll versucht werden, das Bild der Strahlenspätschädigungen am peripheren Nervensystem etwas klarer zu definieren. Mein verehrter Lehrer, Herr

Professor M. Mumenthaler, hat bereits 1964 über einige entsprechende Beobachtungen zusammenfassend berichtet. Ihm bin ich für die Überlassung des Themas und für zahlreiche Anregungen zu besonderem Dank verpflichtet. Daneben durfte ich die Mithilfe einiger Kollegen in Anspruch nehmen: Herrn Prof. A. Bischoff (Oberarzt der Neurologischen Klinik der Universität Zürich) verdanke ich die elektronenmikroskopischen Untersuchungen; Herr Dr. H. P. Ludin (Oberarzt der Neurologischen Klinik) war mir eine große Hilfe bei den elektrischen Messungen an isolierten Nerven, und weiter unterstützten mich Herr Dr. R. Ruppert (Leiter des Neuropathologischen Institutes) bei der lichtmikroskopischen Auswertung und der Herstellung von Mikrofotographien und Herr Dr. G. C. Schubert (Oberarzt des zentralen Strahleninstitutes) bei Problemen der Rattenbestrahlung. Ein ganz besonderer Dank richtet sich an Herrn Prof. A. Zuppinger (Direktor des zentralen Strahleninstitutes) für die Überlassung seiner Krankengeschichten und vielmehr noch für seine wertvollen Ratschläge und Hinweise sowie die Erlaubnis für die Durchführung der Tierexperimente in seinem Institut. Ferner möchte ich Herrn Prof. H. Studer (Vizedirektor der Medizinischen Klinik) für seine Unterstützung bei der Durchführung der Tierexperimente danken, ebenso Herrn Prof. S. Weidmann (Direktor des Physiologischen Institutes) für die Erlaubnis, in seinen Laboratorien zu arbeiten, Herrn Prof. H. Cottier (Direktor des Pathologischen Institutes) für die Überlassung von Biopsie- und Sektionsmaterial und Herrn Prof. G. Baumgartner (Direktor der Neurologischen Klinik der Universität Zürich) für seine Anregungen.

Krankengeschichtenmaterial wurde mir freundlicherweise zur Verfügung gestellt von: Herrn PD Dr. K. W. Brunner (Leiter der Onkologischen Station), Herrn Prof. K. Lenggenhager (Direktor der Chirurgischen Klinik), Herrn Prof. H. Markwalder (Direktor der Neurochirurgischen Klinik), Herrn Prof. M. Müller (Direktor der Orthopädischen Klinik), Herrn Prof. F. Reubi (Direktor der Medizinischen Poliklinik), Herrn Prof. G. Riva (Direktor der Medizinischen propädeutischen Klinik), Herrn Prof. A. Senn (Chefarzt der Chirurgischen Abteilung des Anna-Seiler-Hauses Bern) und Herrn Prof. P. Stucki (Chefarzt der Medizinischen Abteilung des Anna-Seiler-Hauses Bern).

Nachstehenden Mitarbeiterinnen gilt ein ganz speziell herzlicher Dank: Fräulein A. Zuppinger, Fräulein S. Campani und Fräulein M. Bhend für die Mithilfe bei den Tierexperimenten, Frau M. Messerli und Fräulein D. Gut für die Aufarbeitung des histologischen und elektronenmikroskopischen Materials und Fräulein T. Kaiser sowie Fräulein C. Lütolf für die Niederschrift des Manuskriptes.

Zürich, Frühjahr 1972   Hans Spiess

Inhaltsverzeichnis

1. Einleitung

Die umfangreichen klinischen und experimentellen Befunde von Früh- und Spätschädigungen am zentralen Nervensystem durch ionisierende Strahlen (akuter zentralnervöser Strahlentod, chronische Encephalopathie, Arachnitis optico-chiasmatica und Myelopathie) sollen hier nicht diskutiert werden.

Uns interessierten hauptsächlich die als *Spätschädigungen am peripheren Nervensystem* auftretenden Veränderungen. Theoretisch gibt es kein absolut strahlenresistentes lebendes Gewebe. Man kann lediglich von einer relativen, mehr oder weniger großen, *Strahlenresistenz* einzelner Zellstrukturen, Zellen oder Zellverbände bzw. Gewebe sprechen. Allgemeine und grundlegende Feststellungen zur *Strahlenhistopathologie* finden sich bei COTTIER [22, 23] und ZEMAN [71] mit besonderem Hinweis auf die bedeutsamen Begriffe wie Strahlenempfindlichkeit bzw. Strahlenresistenz, Strahlenqualität und Strahlendosis.

Wenn auch vom Tierexperiment keine genauen Analogieschlüsse auf die Reaktionen menschlicher Gewebe zulässig sind, so gibt es andererseits auch keine stichhaltigen Argumente, welche in allen Fragen grundlegende Unterschiede erwarten ließen. Viele der bisher durchgeführten Untersuchungen waren aber nicht geeignet, eine Antwort zu unserer Fragestellung zu geben, weil ausschließlich die Frühreaktionen untersucht wurden. Zudem bestanden die Versuchsbedingungen meistens in *Ganzkörperbestrahlungen* und (oder) *Einzeitbestrahlungen* mit relativ hohen Dosen, Bedingungen, wie sie beim Menschen üblicherweise nicht zur Anwendung kommen. *Fraktionierte Bestrahlungen* mit niedrigen Einzeldosen, entsprechend den Bedingungen bei der Bestrahlung maligner Geschwülste in der Humanmedizin mit Blick auf die Spätveränderungen am peripheren Nerven, sind unseres Wissens im Tierexperiment nicht durchgeführt worden. Teilweise mag auch die Annahme einer relativ großen Strahlenresistenz peripherer Nerven (BATEMAN [15], COTTIER [23], SUNDERLAND [67]), davon abgehalten haben.

Ganz allgemein sind tiefgreifende histopathologische und funktionelle Veränderungen besonders bei biologisch jungen Geweben mit großer Mitosezahl zu erwarten, am wenigsten jedoch bei morphologisch und funktionell hoher Differenzierung und entsprechend geringer Mitosetätigkeit. Daraus sind auch die schweren Strahlenschädigungen am embryonalen Gewebe zu erklären.

Meistens wurde die Möglichkeit einer Spätschädigung peripherer Nerven durch ionisierende Strahlen in klinischen Lehrbüchern und Standardwerken überhaupt nicht oder nur beiläufig erwähnt, so etwa von BATEMAN [15] und SUNDERLAND [67]. Einzig von MUMENTHALER [51] werden ausführlichere Angaben gegeben. Überwiegend wird dabei die Meinung vertreten, daß die Spätveränderungen am peripheren Nervensystem als Sekundärerscheinungen zu betrachten seien, nämlich als Folge von primär auftretenden Alterationen am Gefäß-Bindegewebsapparat, besonders in Form von Gefäßhyalinose und narbigen Umwandlungen.

Neben der Zusammenstellung unseres klinischen Materials haben wir uns in dieser Arbeit vorgenommen, experimentell die licht- und elektronenmikroskopischen histopathologischen Spätveränderungen zu verschiedenen Zeitpunkten nach Bestrahlungsabschluß zu überprüfen. Gleichzeitig beabsichtigten wir elektrische Reizversuche am isolierten bestrahlten Nerven 3 Monate nach Bestrahlungsabschluß.

Die elektrophysiologischen Veränderungen am peripheren Nervensystem durch ionisierende Strahlen sind bereits vielfach studiert worden, meistens allerdings mit Augenmerk auf die Früherscheinungen nach Einzeitbestrahlungen oder wenigen Einzelbestrahlungen mit relativ hoher Einzeldosis. Grundlegende Arbeiten hierüber stammen von: ALLEN und NICHOLLS [1], AUDIAT [4, 6], AUDIAT und PIFFAULT [5], BACHOFER [7, 8, 12, 13, 14], BACHOFER und GAUTEREAUX [9, 10, 11], BERGSTRÖM [16, 17], BOOTH, VON MURALT und STÄMPFLI [19], DUVALL und GASTEIGER [25], GAFFEY [27], GARVEY [28], GASTEIGER [29], GASTEIGER und CAMPBELL [30], GASTEIGER und DAUBE [31], GERTNER [34], GERSTNER, ORTH und RICHEY [33], GROMADA und POLACHEK [35], JANZEN und WARREN [38], KRÖBEL und KROHM [41], KRÖBEL und VANSELOW [42], MAKARCHENKO und ZLATIN [45], NACHMANSOHN [54], PORETTI [56], POSTERNAK [57], REDFIELD, REDFIELD und FORBES [58], SCHMITZ und SCHAEFER [63], YAMASHITA und MIYASAKA [70]. Als bedeutendste Resultate zeigten sich zum Teil nach initialer kurzdauernder Zunahme der Amplitude des Aktionspotentials und gleichzeitiger Erhöhung der Leitgeschwindigkeit (DAWSON und ROSEN [24]) parallel der applizierten Dosis eine progrediente Verminderung der Amplitudenhöhe und der Leitgeschwindigkeit bis zum vollständigen Leitungsblock. Am strahlenresistentesten erwiesen sich die Beta-Fasern, gefolgt von den Alpha-Fasern und den am strahlenempfindlichsten Gamma-Fasern.

Noch sind viele der Strahlenwirkungen am peripheren Nervensystem nicht oder nur vage und spekulativ „bekannt". Die Zukunft wird auch hier, wie meistens in der modernen Forschung, der Biophysik, der Elektronenmikroskopie, der Biochemie und der Histochemie gehören. Unser Anliegen ist es, zu weiteren Untersuchungen und Diskussionen anzuregen.

2. Klinik der strahlenbedingten Spätschädigungen am peripheren Nerven

2.1 Bemerkungen zur Anatomie

Theoretisch kann jeder periphere Nerv anläßlich einer therapeutischen Bestrahlung mit ionisierenden Strahlen belastet werden. Trotz aller Bemühungen lassen sich bei gewissen Lokalisationen der Bestrahlung solche Belastungen von gesunden Nervenstrukturen nur selten vermeiden.

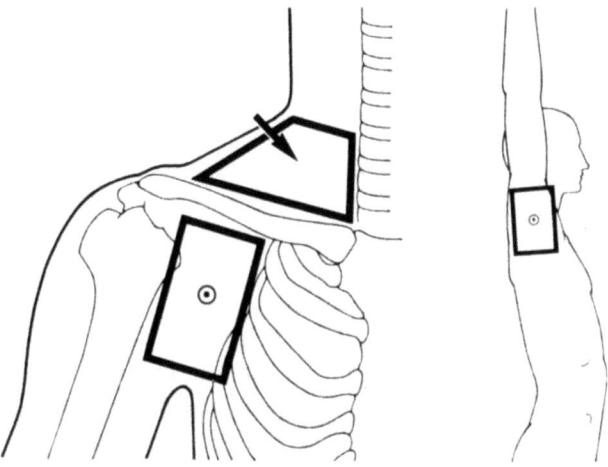

Abb. 1. Halbschematische Darstellung der üblichen Bestrahlungsfelder im Armplexusbereich (supraclaviculär, infraclaviculär, axillär) ⊙ direkte Einstrahlung → schräge Einstrahlung

Für das Handeln des Strahlentherapeuten kann und darf allein die Größe und Art des zu behandelnden malignen Gewebes wegleitend sein. Je näher ein Nerv, ein Faszikel oder ein Nervenplexus bei einem zu bestrahlenden malignen Tumor liegt, um so größer wird dabei, auch bei völlig korrekter Behandlung, die Strahlenbelastung sein. Wenn man weiter annehmen will, daß die Gefahr einer eventuellen Nervenschädigung ungefähr parallel zur applizierten Dosis ansteigt, so wird man Strahlenspätschädigungen besonders häufig im Bereich relativ oberflächlich gelegener Nervenstrukturen, in deren Umgebung oft intensive Bestrahlungen nötig sind, finden. Diese Bedingungen sind vornehmlich beim *Plexus cervicalis* und ganz besonders beim *Plexus brachialis* erfüllt. Wie auch immer die Strahlenfelder gelegt werden, sowohl bei axillärer, infraclaviculärer, supraclaviculärer und cervicaler Applikation, wird eine zusätzliche Belastung von Plexusanteilen nicht zu vermeiden sein. In vielen Fällen werden die gleichen Armplexusanteile von verschiedenen Bestrahlungsfeldern gleichzeitig oder nacheinander getroffen, so etwa bei infraclaviculärer und axillärer Bestrahlung, beispielsweise bei regionalen Lymphknotenmetastasen eines Mamma-Carcinoms. Diese Verhältnisse lassen sich aus Abb. 1 gut ersehen. Meistens wird der Armplexus im Bereich seiner *Fascicel* getroffen, seltener proximal im Verlauf der *Trunci* oder distal nach der Aufteilung in die großen *Armnerven*. Schon allein aus anatomischen Gründen ist der *Plexus lumbosacralis*, zum Beispiel vor von außen angewandten ionisierenden Strahlen, weit mehr geschützt.

Gleichzeitig mit dem Nervengewebe wird selbstverständlich unter anderem ebenfalls das *perineurale Binde- und Fettgewebe* mit den dazugehörenden *Blutgefäßen* bestrahlt. Strahlenspätveränderungen an diesen Strukturen können ihrerseits sekundär durch Narben und Zirkulationsstörungen Rückwirkungen auf die neuralen Elemente haben. Es braucht keiner speziellen Betonung, daß im fraglichen Armplexusabschnitt diese perineuralen „Hüllstrukturen" ganz besonders umfangreich sind.

2.2 Eigene Untersuchungen

2.2.1 Strahlenspätschädigungen im Bereich des Plexus cervicobrachialis

2.2.1.1 Kasuistik

Wir haben an unserer Klinik und Poliklinik in den letzten 4—5 Jahren insgesamt 31 gesicherte oder wahrscheinliche Fälle von Strahlenspätsyndromen am Plexus cervicobrachialis teils über Jahre beobachten können. Als Dokumentation seien sie nachstehend kurz als Fallbeschreibungen aufgeführt. Die Altersangaben entsprechen dem Alter zur Zeit der Bestrahlung.

Fall 1: M., Greti, 36jährig Mamma-Amputation links wegen Carcinom mit Drüsenexstirpation in der Axilla und Nachbestrahlung bis je 3600 rl axillär und supraclaviculär. Erste Zeichen eines Lymphödems am linken Oberarm 6 Monate nach der Operation. 11 Jahre später zunehmende Extensionsschwäche im Zeigefinger, später auch im Mittelfinger und im Daumen. Nach einem weiteren Jahr vermindertes Gefühl und Parästhesien in Daumen und Zeigefinger sowie geringe, von der Schultergegend bis zur Hand ziehende Schmerzen bei gewissen Verrichtungen.

Befunde 12 Jahre nach Bestrahlungsabschluß: Druckdolente leichte Induration im linken supraclaviculären Bestrahlungsfeld und geringes Lymphödem am Oberarm. Leichte bis schwere sensible und motorische Ausfälle von C_5—C_7 mit Betonung in C_6. Eine operative Revision des Plexus brachialis ergab kein Tumorgewebe, hingegen ausgedehnte derbe narbige Verwachsungen, in die der Gefäß-Nervenstrang eingebettet war. Postoperativ eindrückliche Besserung, so daß nur noch leichte sensible und motorische Ausfälle am Daumen zu finden waren. Schon 6 Monate später waren die Paresen jedoch stärker als präoperativ, jetzt mit Maximum in C_7.

Auch 18 Jahre nach der Bestrahlung keine Hinweise für Rezidiv oder Metastasen. Nachlassen der Schmerzen bei Zunahme der objektiven Ausfälle. Starke Induration in den Bestrahlungsgebieten, progredientes Lymphödem und Arteria radialis nicht mehr palpabel. Leichte bis totale sensible und motorische Paresen von C_5-Th_2, hauptsächlich in C_5-C_7.

Epikrise: Mittelschwere bis schwere Armplexusparese links mit Betonung in C_5-C_7 als sicheres Strahlenspätsyndrom mit den ersten Symptomen etwa 11 Jahre nach einer Röntgenbestrahlung. Eine Neurolyse brachte eine auch objektive Besserung für ein paar Monate. Dann weitere Progredienz der objektiven Befunde bei gleichzeitigem Rückgang der Schmerzen.

Fall 2: Sch., Lotti, 52jährig Mamma-Amputation links mit Nachbestrahlung (je 5900 rh supraclaviculär und axillär). 2 Jahre nachher Beginn von ausstrahlenden Schmerzen und Parästhesien mit gleichzeitiger Schwäche in den radialen 2 Fingern. Deutliche strahlenbedingte Hautveränderungen und subcutane Induration, vor allem supraclaviculär. Bei Druck und Klopfen in diesem Gebiet wie auch axillär ausstrahlende elektrisierende Schmerzen bis in Daumen und Zeigefinger (Tinel'sches Zeichen). Leichte bis mittelschwere motorische Ausfälle in C_5 und C_6 mit an den Daumen- und Zeigefingerkuppen bis 12 mm verbreiterter 2-Punkt-diskrimination bei sonst intakter Sensibilität.

7 Jahre nach der Bestrahlung hatten die Schmerzen etwas nachgelassen, die Paresen jedoch deutlich zugenommen. Mit leichten bis schweren motorischen und sensiblen Ausfällen von C_6-Th_1, betont an der Hand. Mäßiges Lymphödem, Arteria radialis nicht palpabel und Blutdruck auf dieser Seite nicht meßbar.

Epikrise: Mittelschwere bis schwere obere und untere Armplexusparese links als sicheres Strahlenspätsyndrom mit Beginn 2 Jahre nach der Bestrahlung. Gleichzeitig arterielle Minderdurchblutung und Nachlassen der Schmerzen bei Zunahme der Paresen.

Fall 3: A., Kurt, 29jährig Bestrahlung rechts cervical und supraclaviculär wegen eines Morbus Hodgkin. Ein Jahr später axilläre Bestrahlung rechts mit wiederum nicht genau bekannter Strahlendosis. 4 Jahre nach der ersten Behandlung traten Parästhesien in der rechten Hand auf mit allmählicher Ausdehnung nach proximal und progredienter motorischer Schwäche. Keine Hinweise für ein Rezidiv 6 Jahre nach Krankheitsbeginn.

Objektiv leichte Strahlenveränderungen der Haut mit palpatorisch nicht auffälligem Subcutangewebe. Keine Zeichen einer vasculären Insuffizienz und kein sicheres Ödem. Deutliche Muskelatrophien. Mittelschwere bis schwere sensible und motorische Armplexusparese rechts von C_5-C_8 und mit Maximum in C_6 und C_7.

Epikrise: Mittelschwere bis schwere Armplexusparese rechts mit Betonung in C_6 und C_7 als sehr wahrscheinliches Strahlensyndrom mit den ersten Symptomen 4 Jahre nach einer Röntgenbestrahlung.

Fall 4: K., Margrit, 41jährig Operation eines Mamma-Carcinoms rechts mit prä- und postoperativer Bestrahlung: je 2mal 3000 rh axillär und supraclaviculär. $2^{1}/_2$ Jahre später Beginn von ausstrahlenden Schmerzen bis in die radialen Finger bei gleichzeitiger Kraftabnahme in der Hand. Objektiv deutliche Induration in der Supraclaviculargrube und weniger auch in der druckdolenten Axilla. Leichte bis mittelschwere sensible und motorische Ausfälle in C_5 und C_6. Langsame Progredienz und Ausdehnung auch auf die distalen Armplexusanteile. 9 Jahre nach der Bestrahlung fast totale Armplexusparese rechts mit vermehrten Schmerzen von ziehendem und reißendem Charakter. Muskelatrophien durch ausgeprägtes Lymphödem verdeckt (Abb. 2). Haut glatt und atrophisch, Arteria radialis nicht palpabel, Blutdruck mindestens 40 mm Hg niedriger als auf der Gegenseite. Starke Induration in den Bestrahlungsgebieten und daselbst positives Tinelsches Zeichen mit Ausstrahlungen bis in die mittleren Finger.

Epikrise: 2 Jahre nach einer Bestrahlung einsetzende, vorerst obere, später totale Armplexusparese rechts mit starken Schmerzen als sicheres Strahlenspätsyndrom.

Fall 5: P., Mercedes, 42jährig Operation eines Mamma-Carcinoms und Nachbestrahlung: infraclaviculär und supraclaviculär je 6850 ro/El. 4 Jahre nach Bestrahlungsabschluß Auftreten von scharfen, schneidenden und in die ulnaren Handpartien ausstrahlenden Schmerzen. Ferner progrediente Schwellung des rechten Armes, Parästhesien in der Hand und vermindertes Gefühl im Kleinfinger. Objektiv zeigte sich eine mäßige untere Armplexusparese mit langsamer Progredienz. Bisher im Verlaufe von 2 weiteren Beobachtungsjahren keine Hinweise für Metastasen.

Epikrise: Mittelschwere untere Armplexusparese rechts als Strahlenspätsyndrom mit den ersten Symptomen 4 Jahre nach der Bestrahlung.

Fall 6: M., Walter, 62jährig Operation eines Melano-Carcinoms über der rechten Skapula mit intensiver Nachbestrahlung: 7900 ro/El lokal, 8100 ro/El axillär und 5700 ro/El supraclaviculär. Anschließend zunehmende Fibrosierung im Bestrahlungsgebiet und Lymphödem des rechten Armes. 2 Jahre nach Bestrahlungsabschluß schmerzlose Verbrennung ulnar am Vorderarm. Wenig später zunehmende Schwäche im Arm. Nach 3 Jahren ausgeprägte untere Armplexusparese ohne sichere Metastasen. Exitus 4 Jahre nach der Operation, wahrscheinlich an Hirnmetastasen. Keine Autopsie.

Epikrise: 2 Jahre nach einer intensiven Bestrahlung wegen einem Melano-Carcinom erste Symptome einer unteren Armplexusparese. Im Verlaufe von 1 1/2 Jahren Ausbildung von mittelschweren bis schweren unteren Armplexusausfällen. Sehr wahrscheinlich Strahlenspätsyndrom.

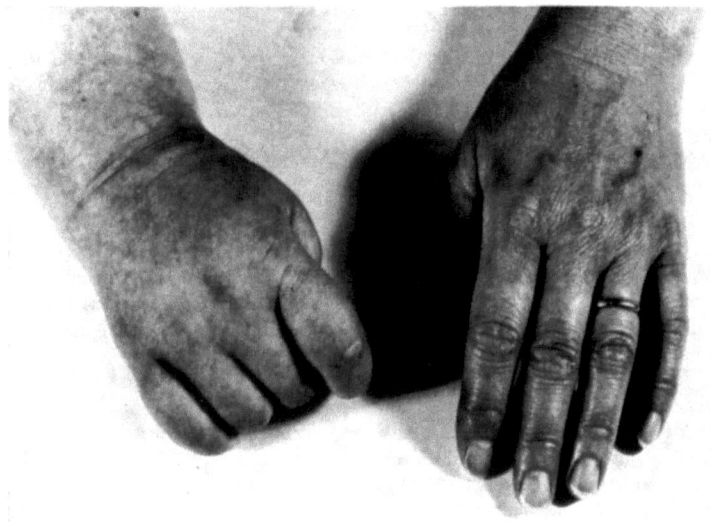

Abb. 2. Fast totale Armplexusparese rechts mit Lymphödem (die Muskelatrophien verdeckend) und gestörter Hauttrophik. (K. M. Fall 4)

Fall 7: M., Jochwed, 61jährig Mamma-Amputation links mit Nachbestrahlung: supraclaviculär und axillär je 5000 ro/El. Später erneute supraclaviculäre Bestrahlung wegen Lymphknotenvergrößerung mit unbekannter Totaldosis. 1 1/2 Jahre nach der ersten Bestrahlung Gefühlsstörungen an der linken Hand und am Vorderarm mit progredienter motorischer Schwäche. Nebenbefund: lymphatische Leukämie. Nach 2 1/2 Jahren Gefühlsstörungen und Schmerzen in den Füßen von brennendem Charakter. Nach 3 Jahren leichte bis mittelschwere untere Armplexusparese links mit Induration in den druckempfindlichen Supraclaviculär- und Axillargruben. Daneben mäßige sensible und motorische Ausfälle im Sinne einer Polyneuropathie an den Beinen. Langsame Zunahme der Armplexusparese mit Ausfällen von C_6 bis Th_1 und Maximum in C_8. Keine Hinweise für Metastasen.

Epikrise: Hochgradige untere und leichtere obere Armplexusparese links als sehr wahrscheinliches Strahlenspätsyndrom mit den ersten Symptomen 1 1/2 Jahre nach Bestrahlungsabschluß. Daneben wahrscheinlich paraneoplastische Polyneuropathie bei Leukämie und Mamma-Carcinom.

Fall 8: G., Herta, 64jährig Mamma-Amputation rechts mit Nachbestrahlung: axillär und supraclaviculär je 4800 ro/El. 2 Jahre später zunehmende Schmerzen von der Schultergegend bis in die Hand ausstrahlend. Später Kälteparästhesien und Hypästhesie, gefolgt von motorischen Ausfällen im Sinne einer leichten unteren Armplexusparese. Langsame Progredienz bis zu hochgradigen sensiblen und motorischen Ausfällen 5 Jahre nach der Bestrahlung. Keine Hinweise für Metastasen.

Epikrise: Hochgradige, in den unteren Abschnitten beginnende Armplexusparese rechts, sehr wahrscheinlich als Strahlenspätsyndrom mit den ersten Symptomen 2 Jahre nach Bestrahlungsabschluß.

Fall 9: B., Greti, 49jährig Mamma-Amputation links und Nachbestrahlung mit unbekannter Totaldosis. 6 Jahre nach Bestrahlungsabschluß traten relativ schnell Schmerzen, die vom linken Schulterbereich in den Oberarm ausstrahlten, auf. Allmähliche Besserung der subjektiven Beschwerden während Monaten. 6^{1}/$_{2}$ Jahre nach der Bestrahlung fand sich einzig eine Serratusparese. Differentialdiagnostisch wurde eine neuralgische Schulteramyotrophie erwogen. In der Folge allmähliche Kraftabnahme im linken Arm. Nach insgesamt 8 Jahren leichte obere Armplexusparese mit hochgradiger Serratusparese und deutlichen lokalen Strahlenveränderungen. Blutdruck auf der bestrahlten Seite systolisch 15 mm Hg tiefer und bei der Auskultation leiser. Keine sicheren Sensibilitätsstörungen.

Epikrise: Leichte obere Armplexusparese links mit hochgradiger Serratusparese, wahrscheinlich als Strahlenspätsyndrom mit den ersten, ziemlich schnell aufgetretenen Symptomen 6 Jahre nach Bestrahlungsabschluß. Verdacht auf beginnende arterielle Mangeldurchblutung mit gleicher Genese.

Fall 10: Q., Elsa, 41jährig Mamma-Amputation rechts und Nachbestrahlung mit unbekannter Dosis. 2 Jahre später Exstirpation einer supraclaviculären Metastase und nochmalige Nachbestrahlung (um 6000 rh). Seither leichte Schwellung des Armes und nach einigen Monaten Müdigkeit in diesem Arm mit zeitweise ziehenden Schmerzen an der Ulnarseite des Vorderarmes. 6 Jahre nach der ersten Bestrahlung zunehmende Schwäche distal im Arm. Phlebographisch fand sich eine Obliteration der Vena axillaris mit gutem Kollateralkreislauf. Der neurologische Befund entsprach einer Armplexusparese mit leichten bis mittelschweren Ausfällen in den oberen und mittleren Anteilen, sowie hochgradigen Paresen in den unteren Abschnitten. Entsprechende, zum Teil hochgradige Sensibilitätsstörungen.

Epikrise: Sehr wahrscheinlich strahlenbedingte Armplexusparese rechts mit den ersten Symptomen etwa 3 Jahre nach einer zweiten Nachbestrahlung.

Fall 11: M., Rosa, 66jährig Mamma-Amputation rechts und Nachbestrahlung mit unbekannter Totaldosis. Nach 3 Jahren Parästhesien, zuerst im Zeigefinger, später sich ausbreitend mit gleichzeitiger distaler Kraftabnahme. Langsame Progredienz ohne Schmerzen. Nach 7 Jahren bei mäßigem Lymphödem Scapula alata mit mittelschwerer, überwiegend unterer Armplexusparese. In den folgenden 2 Jahren weitere Verschlechterung ohne Schmerzen. Objektiv deutliche Induration in den Bestrahlungsfeldern, besonders supraclaviculär. Sich beim Hochhalten der Arme verstärkende Scapula alata und mittelschwere in C_6 und C_7 betonte sensible und motorische Armplexusparese. Daneben einzelne Fasciculationen und Myoklonien in den paretischen Muskeln.

Epikrise: 3 Jahre nach einer Bestrahlung einsetzende allmählich progrediente, bis mittelschwere Armplexusparese rechts als sicheres Strahlenspätsyndrom.

Fall 12: Sch., Irene, 23jährig Bestrahlung in der linken Axilla wegen rezidivierenden Schweißdrüsenabszessen. Irrtümlich wurde eine einmalige Dosis von 3000 rh appliziert. Gut 1 Jahr später zunehmende Schmerzen im Schulter-Oberarmbereich und nach einigen Monaten erste Sensibilitätsstörungen im Mittel- und Ringfinger. Eine operative Revision ergab ausgedehnte narbige Veränderungen in Fett- und Bindegewebe mit in der Strahlenrichtung zapfenförmiger Anordnung. Der gesamte Gefäß-Nervenstrang war in derartiges Narbengewebe eingebettet. Postoperativ keine sichere Besserung. Nach insgesamt knapp 4 Jahren hochgradige Armplexusparese in C_8 und Th_1, angedeutet auch in C_7. Die kleinen Handmuskeln waren ganz ausgefallen. In der Folge persistierten klemmende Schmerzen mit Zunahme bei Belastungen. Nur leichte Verschlechterung mit Sensibilitätsstörungen auch in C_6. Wegen Durchblutungsstörungen wurde eine Sympathektomie durchgeführt. Die Arteria brachialis erwies sich als pulslos und der Armplexus war erneut in derbes Narbengewebe eingebettet.

Epikrise: In den unteren Abschnitten totale Armplexusparese links mit den ersten Symptomen mindestens 1 Jahr nach einer fehlerhaften Einzeitbestrahlung. Operativ verifiziertes Strahlenspätsyndrom.

Fall 13: M., Gottfried, 54jährig Bestrahlungen wegen eines Strahlen-Carcinoms mit axillären Metastasen: axillär 7200 ro/El und 5600 rh, infraclaviculär 5600 ro/El und supraclaviculär 5050 ro/El. Nach 9 Monaten Beginn von reißenden Schmerzen im rechten Schulterbereich. Dysästhesie lateral und dorsal am Oberarm. Exitus ohne Autopsie.

Epikrise: Verdacht auf beginnende obere Armplexusparese als Strahlenspätsyndrom mit den ersten Symptomen 9 Monate nach Bestrahlungsabschluß.

Fall 14: M., Rosa, 60jährig Abklärung wegen einer seit 2 Jahren langsam progredienten Neuromyelopathie. Dabei wurde ein Mamma-Carcinom rechts gefunden, operiert und nachbestrahlt: axillär 3120 ro und 2180 rh/El, supraclaviculär 3180 ro und 2100 rh/El, infraclaviculär 2100 rh/El. Anschließend nach ein paar Wochen leichtes Karpaltunnelsyndrom bei Lymphödem. 1½ Jahre nach der Bestrahlung leichte Zunahme der Symptome der Neuromyelopathie und Auftreten eines Steifigkeitsgefühls und einer Schwäche, betont distal im rechten Arm. Keine Hinweise für Metastasen, ausgeprägtes Lymphödem. Leichte Scapula alata, deutlicher beim Vorhalten der Arme und ebenfalls leichte Armplexusparese (C_7 und C_8.

Epikrise: Sehr wahrscheinlich paraneoplastische Neuromyelopathie, die der Entdeckung des Primärtumors 2 Jahre vorausging. Langsame Progredienz auch nach Operation und Nachbestrahlung. Sensibles Karpaltunnelsyndrom bei Lymphödem und 1½ Jahre nach Bestrahlungsabschluß erste Symptome eines Strahlenspätsyndroms mit Parese des Nervus thoracicus longus und Ausfällen im unteren Armplexusbereich.

Fall 15: W., Anita, 34jährig Mamma-Amputation links und Nachbestrahlung mit unbekannter Totaldosis. 5—6 Jahre später beginnende Schwellung des Armes mit vorerst vorübergehenden Schmerzen. Nach 6 Jahren zunehmende Schwäche im Arm, hauptsächlich die Hand betreffend. Gleichzeitig Zunahme der Schmerzen, die beim Erreichen einer hochgradigen Parese wieder verschwanden. 7 Jahre nach Bestrahlungsabschluß, bei deutlichen lokalen Strahlenveränderungen mit positivem Tinek'schem Zeichen, hochgradige Armplexusparese mit distalem Überwiegen. Handmuskeln größtenteils ganz ausgefallen. Mediastinalbestrahlung mit 6750 rh wegen Lungen- und Pleurametastasen. Nach 9 Jahren zusätzlich partielles Querschnittsyndrom Th_4 (Myelogramm und Liquor normal) und wahrscheinlich Tumorinfiltration im Plexus lumbosacralis bds. Langsame weitere Zunahme der Armplexusparese ohne erkennbare lokale Metastasen. Exitus ohne Autopsie.

Epikrise: Hochgradige, überwiegend untere Armplexusparese mit den ersten Symptomen 5—6 Jahre nach einer Röntgenbestrahlung, wahrscheinlich im Sinne eines Strahlenspätsyndromes. Daneben möglicherweise Strahlenmyelopathie auf Höhe Th_4.

Fall 16: U., Cäcilia, 46jährig Mamma-Amputation rechts und Nachbestrahlung: supraclaviculär 5500 ro, axillär 4500 ro. Mäßiges Lymphödem nach Bestrahlungsabschluß. 9 Jahre später zunehmende Parästhesien, Hypästhesie und Kraftverlust im rechten Arm mit Betonung in der Hand. Nur leichte Schmerzen nach Belastungen. Nach 12 Jahren leichte bis schwere (distal) Paresen mit Maximum in C_8. In der Folge bis zur letzten Kontrolle 14 Jahre nach der Bestrahlung leichte weitere Verschlechterung. Mäßige lokale Strahlenveränderungen an Haut und subcutanem Gewebe.

Epikrise: Langsam progrediente Armplexusparese mit Ausfällen von C_5 bis Th_1, hochgradig in C_8, mit Beginn 9 Jahre nach einer Bestrahlung. Sicheres Strahlenspätsyndrom praktisch ohne Schmerzen.

Fall 17: B., Maria-Theresia, 52jährig Operation eines Mamma-Carcinoms und Nachbestrahlung mit unbekannter Totaldosis. 3 Jahre später Schmerzen in der Schultergegend, hauptsächlich nach Belastungen. Nochmalige Bestrahlung ohne sicheren Metastasennachweis und in der Folge vermehrte Schmerzen und zunehmende Schwäche im Arm. 6 Jahre nach Bestrahlungsabschluß diskrete lokale Induration und positives Tinel'sches Zeichen auf Beklopfen supraclaviculär mit Ausstrahlungen in den Daumen. Entwicklung einer fast totalen

oberen und unteren Armplexusparese, vorerst in C_6 und C_7 überwiegend. Einzelne Skelet-
metastasen.

Epikrise: Praktisch totale Armplexusparese mit Beginn 3 Jahre nach einer ersten Bestrahlung und deutlicher Verschlechterung im Anschluß an eine zweite Bestrahlung ohne nachgewiesene Metastasen. Dieser Verlauf macht ein Strahlenspätsyndrom sehr wahrscheinlich.

Fall 18: B., Fritz, 53jährig Operation eines malignen Melanoms der Rückenhaut und
Nachbestrahlung wegen beidseitiger axillärer Metastasen: axillär bds. je 10 000 rh. 3 Jahre
später Dysästhesien in den ersten 3 Fingern der linken Hand und etwas später Extensionsschwäche der Hand. Mittelschwere Armplexusparese in den mittleren und unteren Abschnitten. Langsame Zunahme von Schmerzen und Paresen bei gleichzeitigem Auftreten von
Parästhesien an der Oberarminnenseite rechts. Nach 2 weiteren Jahren progrediente untere
Armplexusparese rechts. Weitere Zunahme und 6 Jahre nach Bestrahlungsabschluß, beim Feh-
len von Hinweisen auf Metastasen, bds. positiver Babinski und bds. hochgradige Armplexusparese mit distaler Betonung.

Epikrise: Hochgradige, betont untere Armplexusparese bds. mit den ersten Symptomen
3 Jahre nach Bestrahlungsabschluß. Fast sicher Strahlenspätsyndrom. Möglicherweise zusätzlich beginnende Strahlenmyelopathie.

Fall 19: L., Martin, 53jährig supraclaviculäre Bestrahlung mit unbekannter Gesamtdosis
wegen histologischem Verdacht auf Morbus Hodgkin. 12 Jahre später Auftreten von Parästhesien in der ganzen linken Hand mit radialer Betonung. Subjektive Schwäche erst 6 weitere Jahre später. Deutliche lokale Strahlenveränderungen. Fasciculationen am Oberarm und
in den Vorderarmextensoren. Überwiegend motorische und fast ausschließlich obere Armplexusparese links leichten bis mittleren Grades.

Epikrise: Bis mittelschwere obere Armplexusparese links, weitgehend ohne Schmerzen,
mit den ersten Symptomen 12 Jahre nach Bestrahlung als praktisch sicheres Strahlenspätsyndrom.

Fall 20: O., Thildy, 44jährig Mamma-Amputation links und Nachbestrahlung in 2 Serien im Verlaufe eines Jahres mit unbekannter Totaldosis. 1½ Jahre später Spontanfrakturen
von Clavicula und erster Rippe sowie Lungenfibrose als Strahlenschädigungen. 13 Jahre nach
Bestrahlungsabschluß zunehmende Gefühlsstörungen der linken Hand und gleichzeitig
schmerzhafte Krämpfe und Parästhesien im gleichen Gebiet. Ein paar Monate später beginnende motorische Schwäche. Deutliche strahlenbedingte Lokalveränderungen mit positivem
Tinelschem Zeichen in der Axilla (Ausstrahlungen in die mittleren 3 Finger). Ausgeprägtes
Lymphödem. Mittelschwere bis schwere, überwiegend untere Armplexusparese. Elektromyo-
graphisch in den kleinen Handmuskeln hochgradige Denervationszeichen. Langsame Zunahme
der Behinderung mit ziehend-brennenden Schmerzen.

Epikrise: In den unteren Abschnitten hochgradige Armplexusparese mit den ersten Symptomen 13 Jahre nach Bestrahlungsabschluß im Sinne eines sicheren Strahlenspätsyndromes.

Fall 21: G., Marie, 52jährig, bei leichtem Diabetes mellitus, Mamma-Amputation rechts
mit Vor- und Nachbestrahlung: Totaldosis nicht genau bekannt. 3 Jahre später Bestrahlung
einer infraclaviculären Metastase. 3½ Jahre nach der ersten Bestrahlung zunehmende Gefühlsstörungen, ausgehend von den mittleren 3 Fingern der rechten Hand und wenig später
Kraftabnahme. Progredientes Lymphödem. 5 Jahre nach der ersten Bestrahlung hochgradige,
distal etwas betonte Armplexusparese mit relativ geringen lokalen Strahlenveränderungen.
Exitus an Pleura- und Lungenmetastasen. Keine Autopsie.

Epikrise: Hochgradige distal überwiegende Armplexusparese rechts mit den ersten Symptomen 3½ Jahre nach einer ersten und ½ Jahr nach einer zweiten Bestrahlung. Wahrscheinlich Strahlenspätsyndrom.

Fall 22: M., Hermine, 60jährig Operation eines linksseitigen Mamma-Carcinoms mit
Nachbestrahlung: axillär 6600 rh, supraclaviculäre und infraclaviculäre Dosis nicht bekannt.
2 Jahre später von der Schultergegend in die Ulnarseite der Hand ausstrahlende Schmerzen,
Gefühlsstörungen und Schwäche der Hand. Langsame Progredienz mit rückläufigen Schmerzen. 3 Jahre nach Bestrahlungsabschluß mittelschwere, überwiegend motorische untere Armplexusparese mit nur fraglichen Ausfällen in den oberen Abschnitten. Progredienz bis zum
vollständigen Ausfall der atrophischen kleinen Handmuskeln 6 Jahre nach der Bestrahlung.

Leichte proximale Ausfälle. Deutliche trophische Störungen der Haut, Blutdruck systolisch 20 mm Hg tiefer. Sensibilitätsstörungen von C_8 bis Th_2 mit Maximum in C_8 (stellenweise Anästhesie und Analgesie). Leichte Hyperpathie.

Epikrise: Leichte bis hochgradige (C_8) Armplexusparese mit nur geringen Schmerzen und den ersten Symptomen 2 Jahre nach Bestrahlungsabschluß. Sicheres Strahlenspätsyndrom mit beginnender Beeinträchtigung der arteriellen Durchblutung.

Fall 23: B., Jakob, 65- und 67jährig Operation einer Struma maligna und im Anschluß an die letzte Operation Bestrahlung mit 7000 rCo^{60} rechts cervical unter Einbezug des Schulterüberganges. $1^1/_2$ Jahre später Radiotherapie mit 200 mCi. 4 Monate nach der Bestrahlung Entwicklung eines Schiefhalses mit Schmerzen im Schulter-Nackenbereich sowie zeitweise Parästhesien an der Ulnarseite von Vorderarm und Hand. Daneben proximal betonte Kraftabnahme. $1^1/_2$ Jahre nach Bestrahlungsabschluß hochgradige obere und leichte untere Armplexusparese mit geringen Sensibilitätsstörungen und ausgedehnten lokalen Strahlenveränderungen. Spätere Kontrollen aus äußeren Gründen nicht möglich.

Epikrise: Hochgradige obere und leichte untere Armplexusparese rechts mit den ersten Symptomen frühestens 4 Monate nach Bestrahlungsabschluß, wahrscheinlich im Sinne eines Strahlenspätsyndromes.

Fall 24: K., Zita, 41jährig Operation einer Struma maligna und Nachbestrahlung: supraclaviculär 4050 rh. $1^1/_2$ Jahre später Schmerzen vom Nacken in die Finger I—III ausstrahlend. Gleichzeitig Parästhesien im selben Gebiet und $3^1/_2$ Jahre nach Bestrahlungsabschluß zunehmende Kraftabnahme. Nach 6 weiteren Monaten mittelschwere Armplexusparese in C_5 bis C_7, möglicherweise auch diskret in C_8. Langsame Progredienz ohne Metastasen und Schmerzen 7 Jahre nach der Bestrahlung.

Epikrise: Mittelschwere, betont obere Armplexusparese rechts als wahrscheinliches Strahlenspätsyndrom mit den ersten Symptomen $1^1/_2$ Jahre nach Bestrahlungsabschluß.

Fall 25: Z., Albert, 27jährig erste Zeichen eines vom rechten Schulterblatt ausgehenden Chondroms, das später viele Metastasen setzte. Insgesamt 15 Operationen und Nachbestrahlungen im Verlaufe von 10 Jahren. Genaue Lokalisationen und Dosierungen der Bestrahlungen nicht bekannt. Etwa 11 Jahre nach der ersten Bestrahlung im Armplexusbereich Gefühlsverminderung in den 3 radialen Fingern rechts. 1 weiteres Jahr später mäßiges Lymphödem und deutliche lokale Strahlenveränderungen. Ziemlich hochgradige obere Armplexusparese mit sensiblen Ausfällen von C_5 bis C_7. Keine Hinweise für lokale Metastasen.

Epikrise: Erste Symptome einer später hochgradigen oberen Armplexusparese 11 Jahre nach einer ersten Bestrahlung mit später weiteren Bestrahlungen im Armplexusbereich. Wahrscheinliches Strahlenspätsyndrom.

Fall 26: C., Charles, 66jährig Operation eines Mamma-Carcinoms mit Nachbestrahlung: supraclaviculär 6100 rh, axillär 6100 rh. 6 Monate später Stimmbandentfernung rechts wegen Carcinom. Damals zeitweise Schwellung und Schmerzen im rechten Arm. Nach einem weiteren Jahr Dysästhesien in den Fingern der rechten Hand, vorerst im Kleinfinger mit langsamer Ausbreitungstendenz. Nach 2 Jahren klinisch generalisierter epileptischer Anfall und bds. positiver Babinski. Neuroradiologische Abklärung o. B. In jenem Zeitpunkt leichte Atrophie der kleinen Handmuskeln rechts mit geringer Kraftverminderung und ulnarer Hypästhesie vom Kleinfinger bis zum Oberarm. 5 Jahre nach Bestrahlungsabschluß sensible und motorische Ausfälle von C_7 bis Th_1 mit Maximum in C_8. Daneben Babinski rechts sicher, links fraglich positiv. Eine operative Revision ergab lediglich Narbengewebe. Anschließend an die partielle Neurolyse leichte Besserung. Weitere Kontrollen nicht möglich.

Epikrise: Progrediente, vor allem untere Armplexusparese rechts nach operiertem Mamma-Carcinom mit Nachbestrahlung und ersten objektiven Symptomen $1^1/_2$ Jahre nach Bestrahlungsabschluß. Sicheres Strahlenspätsyndrom. Als Nebenbefund wahrscheinlich cerebrale Arteriosklerose mit einmaligem klinisch generalisiertem epileptischem Anfall.

Fall 27: H., Marie, 74jährig Operation eines Mamma-Carcinoms mit Nachbestrahlung: supraclaviculär, infraclaviculär und axillär je 4200 ro. Mehr als 1 Jahr nach Bestrahlungsabschluß zunehmende Schwäche für Extension im Ellenbogen. Allmähliche Progredienz und

Auftreten von distaleren motorischen Ausfällen sowie Parästhesien in den ulnaren Fingern. Nach $2^1/2$ Jahren mäßige Lokalveränderungen nach Bestrahlung. Positives Tinel'sches Zeichen in der Axilla mit ausstrahlenden Sensationen entlang der Oberarminnenseite. Bereits hochgradige Ausfälle von C_6 bis C_8 mit Betonung in C_6 und C_7. Exitus 5 Jahre nach der Bestrahlung ohne Hinweise für Metastasen, wahrscheinlich als Folge von Altersveränderungen. Keine Autopsie.

Epikrise: Hochgradige, betont obere Armplexusparese links, sehr wahrscheinlich im Sinne eines Strahlenspätsyndromes. Erste Symptome mehr als 1 Jahr nach Bestrahlungsabschluß.

Fall 28: B., Elsa, 70jährig Operation eines Mamma-Carcinoms links mit Nachbestrahlung: supraclaviculär 6600 ro/El, axillär 6600 ro/El. Nach $1^1/2$ Jahren leichtes Lymphödem und Schwäche in den Fingern II und III. Im Verlaufe von einigen Monaten hochgradige Parese an der ganzen Hand. 3 Jahre nach Bestrahlungsabschluß totaler Ausfall der kleinen Handmuskeln und auch der Handflexoren. Nach $5^1/2$ Jahren zusätzliches Schultertrauma mit subkapitaler Humerusfraktur und anschließend Sudeck'sche Dystrophie. 2 Monate nach dem Trauma fand sich eine totale Lähmung des Armes.

Epikrise: Vollständige, in den unteren Abschnitten beginnende Armplexusparese links mit den ersten Symptomen $1^1/2$ Jahre nach einer Röntgenbestrahlung. Sicheres Strahlenspätsyndrom, möglicherweise mit zusätzlicher traumatischer Verschlechterung.

Fall 29: Sch., Marianne, 45jährig Mamma-Amputation links und Nachbestrahlung mit unbekannter Totaldosis. Bestrahlung eines Rezidivs supraclaviculär wenige Monate später. Nach etwas mehr als 2 Jahren zunehmende Parästhesien, vorerst im Daumen und im Zeigefinger. Anschließend zunehmende Schwäche im linken Arm, hauptsächlich proximal. 4 Jahre nach Bestrahlungsabschluß fast völlige Parese des ganzen Armes. Im Verlaufe von 4 weiteren Jahren keine Hinweise für Rezidiv. Der Arm blieb gebrauchsunfähig.

Epikrise: Langsam progrediente, in C_5 beginnende und später fast totale Armplexusparese links als sicheres Strahlenspätsyndrom mit den ersten Symptomen etwas mehr als 2 Jahre nach Bestrahlungsabschluß.

Fall 30: R., Marie, 46jährig Bestrahlung eines inoperablen Mamma-Carcinoms: axillär 2mal 1950 rl und 4500 ro/El, supraclaviculär 5100 ro/El, infraclaviculär 1950 rl, 3500 rl und 6600 ro/El. Später wegen fraglichem Rezidiv infraclaviculär und axillär nochmals je 2800 ro/El. Schon vor der letzten Bestrahlung leichtes Lymphödem des linken Armes. Ausgeprägte lokale Veränderungen von Haut und Subcutangewebe 6 Monate nach Bestrahlungsabschluß. 4 Jahre später, bei mäßigem Lymphödem, zunehmende Schwäche des Armes mit schmerzhaftem Ameisenlaufen und im Thenarbereich beginnender Hypästhesie. In den folgenden 2 Jahren zunehmende Armplexusausfälle. 6 Jahre nach der Bestrahlung wurde ein präaxillär gelegenes Strahlenulcus operiert. Damals hochgradige Armplexusparese mit Betonung in den unteren Abschnitten (C_7 und C_8). Hohe obere Armamputation wegen akuter Blutung aus der strahlengeschädigten Arteria subclavia. Histologisch fanden sich in den dorsalen Plexusanteilen ausgeprägte Strahlenveränderungen mit Myelinscheidenzerfall, Infiltraten und Bindegewebsvermehrung. Kein Tumorgewebe.

Epikrise: Hochgradige Armplexusparese links mit Betonung in den unteren Abschnitten als sicheres Strahlenspätsyndrom mit den ersten Zeichen der Plexusläsion 4 Jahre nach Bestrahlungsabschluß.

2.2.1.2 Diskussion

2.2.1.2.1 Strahlendosis

Unser Material ist nicht geeignet, hierüber verbindliche Aussagen zu machen. Die Patienten wurden an verschiedenen Orten mit teilweise unterschiedlicher Bestrahlungstechnik behandelt. In einem Drittel der Fälle sind uns die genauen Bestrahlungsdaten nicht bekannt.

Bei der üblicherweise angewandten Bestrahlungstechnik im Armplexusbereich überschneiden sich in der Regel 2—3 Bestrahlungsfelder (axillär, supraclaviculär, infraclaviculär), so daß die Belastung des Plexus nicht exakt zu berechnen ist. In unseren Fällen betrug die maximale Belastung des Armplexus schätzungsweise zwischen 4000 rh und 8000 rh, vereinzelt möglicherweise etwas mehr.

STOLL und ANDREWS [65] fanden, ohne genaue klinische Angaben zu machen, eine strenge Abhängigkeit zwischen der Strahlentotaldosis und der Häufigkeit bzw. dem Zeitpunkt des Auftretens von neurologischen Ausfällen. Große Gesamtdosen führten häufiger und früher zu Armplexusparesen. Die Angaben von 73% Armplexusschädigungen im Verlaufe von 30 Monaten nach 6300 r Strahlenbelastung, scheint uns aber sehr hoch. Wahrscheinlich verstecken sich in dieser Zahl, wie von den Autoren angedeutet, eine Anzahl von Karpaltunnelsyndromen bei strahlenbedingtem Lymphödem. Dafür spricht besonders die erwähnte Besserung in mehreren Fällen nach Durchtrennung des Ligamentum carpi transversum.

Tierexperimentelle Untersuchungen lassen in der Regel keine direkten Rückschlüsse über Strahlenwirkungen am menschlichen Organismus zu. Die Strahlenresistenz ist auch unter den einzelnen Tierarten und Stämmen unterschiedlich. Eine den fraktionierten Bestrahlungen beim Menschen analoge Versuchsanordnung ist uns bei Tieren nicht bekannt. Meistens sind, wie erwähnt, Einzeitbestrahlungen oder nur wenige Einzelbestrahlungen mit hohen Einzeldosen durchgeführt worden. Diese Untersuchungen waren naturgemäß vor allem zur Beurteilung von akuten Strahlenwirkungen, wie etwa beim Strahlenunfall (UPTON [68]), geeignet. LINDER [44] hat nach 3mal 1000 rl den Nervus ischiadicus von Ratten nach 3—11 Monaten untersucht. Dabei fand sich in 25% der Nerv leicht morphologisch verändert bei unveränderter Leitungsgeschwindigkeit.

Wenn auch aus unserem Material keine Angaben über die für Bestrahlungsschäden am peripheren Nerven nötige Minimaldosis zu machen sind, so steht fest, daß *Röntgenbestrahlungen im therapeutischen Bereich* durchaus in der Lage sind, *Spätschädigungen* zu erzeugen.

2.2.1.2.2 Latenzzeit

Regelmäßige Verlaufsuntersuchungen mit Blick auf den Neurostatus wurden in unseren Fällen nicht durchgeführt. Wir sahen die Patienten erst, nachdem subjektive Beschwerden sie zum Arzt geführt hatten. Wir können deshalb einzig diese subjektiven Daten als Beginn der Armplexusschädigung annehmen. Möglicherweise wären in einzelnen Fällen schon etwas früher objektive Ausfallssymptome zu finden gewesen.

Wir fanden Latenzzeiten zwischen dem Bestrahlungsabschluß und den ersten Symptomen der Armplexusläsion von *4 Monaten bis 13 Jahren;* im Durchschnitt waren es knapp *4 Jahre.* Entsprechende Zahlen ergaben sich auch für die 23 Mamma-Carcinomfälle. MUMENTHALER [51] hatte bei 8 Fällen Latenzzeiten zwischen 15 und 135 Monaten beschrieben.

In zwei Dritteln der Fälle manifestierten sich die Armplexusparesen innerhalb der ersten 3 Jahre (Abb. 3). Die Möglichkeit von Strahlenspätschädigungen am Armplexus noch nach mehr als 10 Jahren nach Bestrahlungsabschluß läßt vermuten, daß eine unbekannte Anzahl von Patienten wegen der Grundkrankheit diesen Zeitpunkt nicht mehr erleben. Systematische Untersuchungen bei Sektionen würden darüber wahrscheinlich weiteren Aufschluß geben.

Eine signifikante Abhängigkeit zwischen der Totaldosis und dem Intervall konnten wir nicht finden. Unsere Daten über die Bestrahlung waren aber teilweise sehr lückenhaft bzw. fehlend. Sehr hohe Gesamtstrahlenmengen lagen aber in den uns bekannten Fällen mit großer Latenzzeit nicht vor. Dies könnte bedeuten, daß bei intensiver Strahlenbelastung eher mit einer relativ kurzen Latenzzeit zu rechnen wäre.

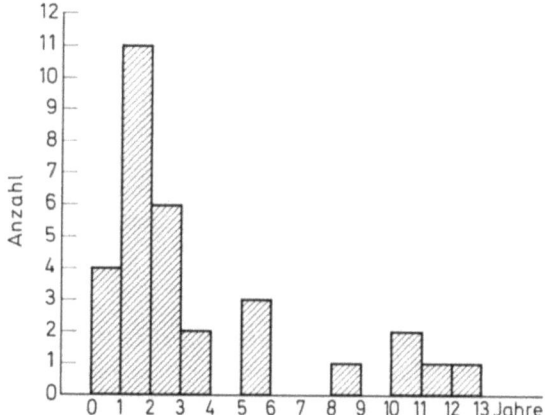

Abb. 3. Latenzzeiten bei 31 Fällen von Strahlenspätschäden am Armplexus

2.2.1.2.3 Subjektive Symptome

26mal waren die ersten subjektiven Symptome der Armplexusschädigung *sensibler Natur*. In der Mehrzahl der Fälle (16) wurden initial *Schmerzen* als Leitsymptom angegeben. Die Schmerzen hatten brennenden, stechenden, schneidenden, bohrenden, ziehenden und zum Teil auch ausstrahlenden Charakter. Sie waren 9mal als isoliertes Initialsymptom vorhanden, 4mal mit gleichzeitigen Parästhesien, 1mal mit einer distalen Schwäche und 2mal mit einer distalen Schwäche und Parästhesien verbunden. Teilweise wurden schmerzhafte *Dysästhesien* angegeben. Schmerzen bzw. schmerzhafte Dysästhesien waren 5mal stark, 10mal mittelstark, 14mal leicht und 1mal nicht vorhanden. Somit machen die *leichten subjektiven sensiblen Störungen* ziemlich genau *50%* aller Fälle aus. Wir haben auf diese Tatsache schon früher hingewiesen [64]. Die meisten Patienten gaben eine allmähliche Zunahme dieser Mißempfindungen an. Immerhin kam es 4mal zu einer subjektiven Rückbildung. In 2 weiteren Fällen war es im Anschluß an eine Neurolyse zu einer mehrmonatigen Besserung gekommen. Dieses Resultat ist insofern bemerkenswert, als früher die strahlenbedingten Armplexusschädigungen fast durchwegs als sehr schmerzhaft betrachtet wurden. Dies scheint aber nur in etwa der Hälfte der Fälle zuzutreffen.

Mehrfach war eine deutliche *Hyperpathie* vorhanden. Neben den Schmerzen wurden 13mal andere *subjektive Sensibilitätsstörungen* als erste Symptome angegeben. Meistens handelte es sich um Parästhesien (1mal sicher im Sinne eines Karpaltunnelsyndromes) wie Kribbeln, Ameisenlaufen und ausnahmsweise Kältegefühle oder um Hypästhesien. Vermutlich sind begleitende Karpaltunnelsyndrome häufiger als nach unserer Zusammenstellung angenommen. Sie dürften aber zum Teil übersehen werden. Besonders in Fällen mit Lymphödem sollte danach gesucht werden.

In einem Fall scheint zuerst eine *Hypalgesie bis Analgesie* bestanden zu haben, was zu einer schmerzlosen Verbrennung im Beginn der Symptomatologie führte.

Mit zunehmenden Sensibilitätsstörungen waren immer alle Qualitäten betroffen. Die nicht schmerzhaften Sensibilitätsstörungen waren anfänglich 7mal allein, 2mal von Schmerzen, 2mal von Schmerzen und distaler Schwäche sowie 1mal von distaler und proximaler Schwäche begleitet.

Ein *Tinel'sches Zeichen* sahen wir in 5 Fällen. Möglicherweise wurde aber nicht immer gezielt danach gesucht. Lokale Druckschmerzen im strahlenveränderten Gebiet wurden etwas häufiger angegeben.

In einem einzigen Fall (11) beklagte die Patientin *unwillkürliche Bewegungen* in den Fingern.

Eine *Schwäche* wurde als Anfangssymptom nur 5mal isoliert (1mal proximal, 4mal distal, davon 1 Fall mit initialer Verbrennung und 1 Fall mit Karpaltunnelsyndrom) und weitere 6mal (1mal proximal, 5mal distal) zusammen mit sensiblen Armplexussymptomen angegeben.

2.2.1.2.4 Objektive Befunde

Strahlenbedingte Lokalveränderungen wurden in allen Fällen in mehr oder weniger starkem Maße gesehen. Neben der bekannten „*Strahlenhaut*" war vor allem die *Induration des Subcutangewebes* teilweise sehr eindrücklich. Mehrheitlich waren entsprechend der durchgeführten Bestrahlung vor allem bindegewebige Elemente palpatorisch verändert. Vereinzelt konnten aber auch *Muskeln* deutlich verhärtet palpiert werden, so etwa der Musculus pectoralis major oder der zum Schultergelenk ziehende Trapeziusanteil. In einem Fall (23) führten diese Muskelindurationen zu einem deutlichen *Schiefhals*.

Ein *Lymphödem* trat 18mal als Spätsymptom in Erscheinung. Die Latenz war im allgemeinen ähnlich derjenigen der neurologischen Symptome. Letztere traten teilweise vor, häufiger jedoch nach dem Lymphödem auf.

Die Schwellung erwies sich immer als langsam progredient. Sie verdeckte meistens die Muskelatrophien vollständig. Wie aus Tabelle 1 hervorgeht, war das Lymphödem fast immer leicht (Mehrumfang bis 2 cm im Vergleich zur Gegenseite) bis mittelschwer (bis 5 cm). Nur 2mal maßen wir über 5 cm Mehrumfang.

Tabelle 1. *Grad des Lymphödems (18 Fälle)*

Mehrumfang	bis 2 cm	bis 5 cm	> 5 cm
Anzahl	8	8	2

Demgegenüber stehen 12 Fälle ohne sichtbares Lymphödem. Die Gründe für das Auftreten bzw. Ausbleiben eines Lymphödems sind aus unserem, für solche Zwecke zu kleinen Material nicht ersichtlich. Bei gleicher Strahlenart und Belastung sahen wir Fälle mit starkem und solche ohne Lymphödem. Auch die Lokalerscheinungen und die faßbaren vasculären Momente zeigten keine Unterschiede. Unter 8 Fällen mit objektiven *vasculären Symptomen* (Pulslosigkeit, Blutdruckdifferenzen, pathologisches Arteriogramm oder Phlebogramm) waren nur 5 (1, 2, 4, 10, 30) von einem Lymphödem begleitet. Als Erklärung könnten wir uns am ehesten eine nicht einheitliche Pathogenese des Lymphödems vorstellen. In einer Großzahl der Fälle geht dieses sicher auf eine strahlenbedingte *Obliteration von Lymphbahnen* zurück. Dies dürfte besonders bei starken, bis proximal reichenden Schwellungen der Fall sein. Daneben aber spielen unseres Erachtens in unterschiedlichem Maße direkt *neurogene Ödeme* eine Rolle. Bei diesen Komplikationen peripherer Nervenläsionen, bekannt auch als Teil eines *Reflexdystrophischen Syndromes*, sind aber keine genauen Regeln über das Auftreten bekannt. Hier könnte ein mindestens teilweiser Grund für das in etwa einem Drittel der Fälle ausbleibende Ödem bei Strahlenspätschädigungen am Armplexus liegen.

Im weiteren sind andere, *nicht lokale Störungen der Trophik* zu nennen. So zeigten verschiedene Fälle deutliche *Hautatrophien* an den Händen, gestörtes *Nagelwachstum* und (oder) eine teilweise segmental angeordnete *Hypohidrosis bis Anhidrosis*. Diese Veränderungen sind selbstverständlich nicht verschieden von den gleichen Symptomen bei pathogenetisch andersartigen Armplexusparesen.

Die *motorischen und sensiblen Paresen* begannen 20mal in den unteren Plexusabschnitten (bei einem Patienten beidseitig) und 11mal proximal. Es zeigte sich eine völlige Übereinstimmung zwischen dem Beginn der sensiblen und der motorischen Paresen. Tabelle 2 gibt einen Überblick über das im Beginn hauptsächlich oder allein betroffene Segment. Wir sahen außer 2mal, wo die Ausfälle in C_5 einsetzten, den Beginn immer in C_6 bis C_8 mit leichter Prävalenz von C_8. Je nach der Bestrahlungstechnik dürften bald die oberen, bald die unteren Anteile mehr betroffen sein. Man kann vermuten, daß eine intensive axilläre Strahlenbelastung die unteren Armplexusanteile überwiegend trifft. Exakte Angaben über eine eventuelle Korrelation zwischen der Bestrahlungstechnik und dem Lähmungstyp lassen sich aber an Hand unseres Materials wegen der teilweise unvollständigen Bestrahlungsdaten bei auswärts bestrahlten Patienten nicht machen.

Tabelle 2. *Beginn der Armplexusparesen*

Segment	Anzahl
C_5	2
C_6	9
C_7	7
C_8	13

Zwei Drittel der Fälle wiesen nach einigen Jahren einen *totalen Funktionsausfall* auf.

Die *Muskelatrophien* waren in den Fällen mit Lymphödem in der Regel ganz verdeckt. In den anderen Fällen kam es häufig zu hochgradigen Muskelatrophien, die naturgemäß an den Händen besonders imponierten.

Einmal (Fall 11) wiesen die paretischen Muskeln eindrückliche *Fasciculationen*, teilweise mit Bewegungseffekt im Sinne von *Myoklonien*, auf.

Zweimal fanden wir eine Parese des *Musculus serratus anterior* mit entsprechender Scapula alata. Einer dieser Fälle (9) zeigte daneben eine leichte obere, der andere (14) eine leichte untere Armplexusparese. Besonders im zweiten Fall scheint der Serratusausfall nicht ideal zu den übrigen Symptomen zu passen. Wahrscheinlich spielt dabei die bekannte anatomisch bedingte vermehrte Lädierbarkeit des *Nervus thora-*

cicus longus eine Rolle. So vermuten wir, daß die Serratusparese erst durch eine Läsion des Nervus thoracicus longus nach seinem Abgang aus dem Plexus zustande kam. Dabei steht bei diesen Paresen pathogenetisch das mechanische (narbenbedingte) Moment eher im Vordergrund.

Objektive Sensibilitätsstörungen konnten bei fortgeschrittenen Fällen für alle Qualitäten festgestellt werden. Zu Beginn fanden wir meistens neben den subjektiven Gefühlsstörungen *Hypästhesien* und *Hypalgesien*. In einem Fall (6) allerdings weist eine zu Beginn vorgekommene schmerzlose Verbrennung auf eine *dissoziierte Sensibilitätsstörung* hin. Wie die Schmerzen, so waren auch die objektiven Sensibilitätsstörungen naturgemäß entsprechend dem größeren Anteil an sensiblen Fasern bei den betont unteren Armplexusparesen häufiger und stärker ausgeprägt.

Bei dem einzigen Fall (9) mit fast apoplektiformem Beginn bestanden Hinweise für eine gleichzeitige *strahlenbedingte arterielle Durchblutungsinsuffizienz*. Es ist zu vermuten, daß letzterer für den schnellen Beginn eine zusätzliche Bedeutung beigemessen werden muß.

2.2.1.2.5 Elektromyographie

Ein Elektromyogramm wurde nur in einem Fall (2mal) durchgeführt ((20), Dr. E. ESSLEN, Oberassistent der Neurologischen Klinik der Universität Zürich). Dabei zeigten sich *langsam progrediente Denervationszeichen.* Derartige Befunde sind typisch für alle chronischen Armplexusschädigungen, sei es durch Druck, zum Beispiel bei einem Knochencallus, oder im Rahmen einer Plexusinfiltration durch einen malignen Prozeß. Das Elektromyogramm vermag einzig bezüglich der *Dynamik des Prozesses* gewisse weitere Hinweise zu liefern, nicht aber zur Pathogenese. Wir haben in unseren anderen Fällen deshalb bewußt auf elektromyographische Untersuchungen verzichtet.

STOLL und ANDREWS [65] haben in einem ihrer schweren Fälle eine elektromyographische Besserung angegeben. Wir können für dieses Phänomen keine plausible Erklärung geben.

2.2.1.2.6 Pathologische Anatomie

Makroskopisch erwies sich in unseren Fällen der Gefäß-Nervenstrang bei den operativen Revisionen in derbes, stark vermehrtes, zum Teil strangförmiges Binde- und Narbengewebe eingelagert. Die Neurolyse gelang jeweilen nur scharf. Einmal (Fall 12) konnte unter der Operation eine in der Bestrahlungsrichtung zapfenförmige Anordnung des veränderten Gewebes gesehen werden.

Das *mikroskopische Bild* zeigt entsprechend dem makroskopischen Befund starke *Bindegewebsvermehrungen,* zum Teil mit nekrotisierender, granulierender und vor allem *vernarbender Entzündung.* Darin ließen sich einzelne *Zellatypien* erkennen. Auch das endoneurale Bindegewebe erwies sich als diffus vermehrt, teilweise stark ödematös aufgetrieben.

Die Gefäße zeigten eine mehr oder weniger starke *Hyalinose.* Diese Befunde entsprechen den von COTTIER [22] beschriebenen Veränderungen.

An den Nervenfasern selbst waren ebenfalls Veränderungen zu erkennen. Die *Markscheiden* waren stellenweise völlig in kleine Schollen zerfallen. Die Abb. 4 und 5 (Fall 30) lassen mehrere der histopathologischen Befunde in einer Übersicht erkennen:

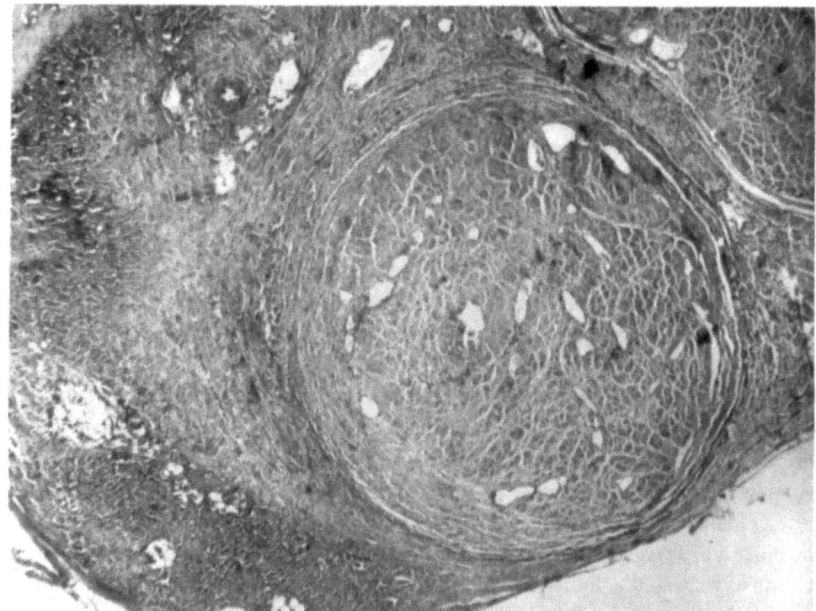

Abb. 4. Übersichtsbild mit ausgeprägter perineuraler Bindegewebsvermehrung nach Röntgen-bestrahlung. (R. M. Fall 30, Nr. 8771—68, Querschnitt im Armplexusbereich, HE, 30×)

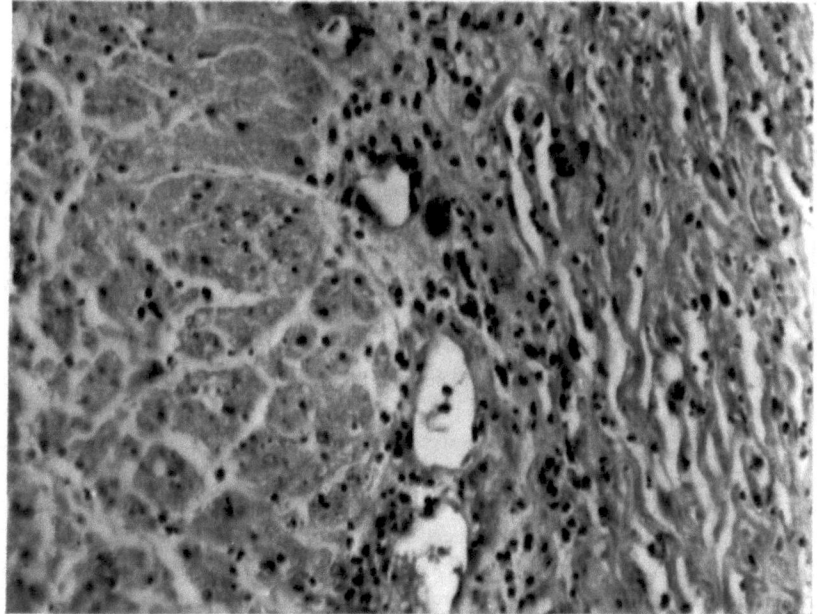

Abb. 5. Weitgehender Zerfall der Myelinscheiden, Bindegewebsvermehrung mit lympho-plas-macellulären Infiltraten, einem Makrophagen und Übergang in ein Narbengebiet. (R. M. Fall 30, Nr. 8771—68, Ausschnitt aus Abb. 5, HE, 225×)

Markscheidenzerfall, *lymphoplasmacelluläre Infiltrate* in vermehrtem, zum Teil narbig umgewandeltem Bindegewebe.

Diese pathologisch-anatomischen Befunde lassen keine Entscheidung darüber zu, welche Veränderungen im Beginn zu erwarten sind und welche später eventuell sekundär auftreten. Ebenso ist keine Aussage über den zeitlichen Ablauf der einzelnen Veränderungen möglich.

2.2.1.2.7 Prognose

STOLL und ANDREWS [65] sahen in leichteren Fällen, die nur über Parästhesien klagten, mehrfach im Verlaufe von 6—9 Monaten eine Rückbildung. Leider sind die klinischen Daten dieser Fälle nicht aufgeführt. Wir vermuten, daß es sich dabei nicht um eine organische Schädigung im Armplexusbereich gehandelt hat. Ein solcher Verlauf würde dagegen recht gut zu einem Karpaltunnelsyndrom passen, bei dem es zum Beispiel im Rahmen von vasculären Phänomen mit vorübergehend relativ schneller Ödemvermehrung zu einer Dekompensation im Karpaltunnel gekommen ist. Die Besserung wäre dann einer Adaptation bei fehlender oder weniger schneller Progredienz des Ödems zuzuschreiben. Persönlich haben wir einmal eine ähnliche Situation (9) mit einer vorübergehenden Besserung nach schnellem Beginn der Symptome beobachtet. Sonst waren alle Fälle von Anfang an stetig progredient. Die Prognose war immer schlecht, wie dies auch MUMENTHALER [51, 52] festgestellt hatte. Am Ende unserer Beobachtungszeit waren die Armplexusausfälle in den am stärksten betroffenen Abschnitten lediglich 3mal leicht (für die Motorik Paresegrad [1] 4—5). 9mal waren sie mittelschwer (Paresegrad 3—4) und 19mal schwer (Paresegrad 1—2, 7mal 0).

Dies bedeutet, *daß die Strahlenspätsyndrome am Armplexus in zwei Dritteln aller Fälle zu motorisch funktionell völligem Ausfall führen.* Die sensiblen Symptome zeigen eine ähnliche Entwicklung mit allerdings in der Hälfte der Fälle nur leichten Schmerzen.

2.2.1.2.8 Pathogenese

Tierexperimentelle Untersuchungen lassen sich nicht kritiklos auf den Menschen übertragen. COTTIER [21, 22, 23] hat mit ausführlichen Literaturhinweisen im Rahmen von Ganzkörperbestrahlungen bei Mäusen eingehend auf Unterschiede in Bezug auf Species, Stamm und Konstitution hingewiesen. Trotzdem sind zweifellos qualitativ gewisse Parallelitäten zu erwarten. COTTIER [23] beschreibt schwere Nervenschädigungen beim Menschen hauptsächlich in Strahlennarben.

Die Annahme einer entscheidenden Beeinflussung durch Strahlennarben wird auf Grund der beim Menschen zum Teil operativ gesehenen lokalen Veränderungen nahegelegt. So nahm MUMENTHALER [51] an, „daß die Armplexussymptome durch eine Sclerosierung des Bindegewebes um die Plexusstränge herum mit sekundärer narbiger Einscheidung der Nervenstämme zustande kommt". LINDER [44] hat aber nach fraktionierter Bestrahlung mit 3mal 1000 r am Nervus ischiadicus von Ratten schon vor funktionellen Störungen gewisse histopathologische Veränderungen am isolierten Nerven nachweisen können. Diese Resultate und viele der später zu diskutierenden neurophysiologischen Experimente lassen aber vermuten, daß auch eine direkte Schädigung der peripheren Nerven durch ionisierende Strahlen erfolgt. In

---

[1] Paresegrade gemäß dem Vorschlag des British Medical Research Council.

Gebieten beziehungsweise bei Organismen mit intensiver Narbenbildung dürfte am ehesten eine starke sekundäre Nervenschädigung vorkommen.

2.2.1.2.9 Therapie

Eine erfolgversprechende kausale Behandlung der Strahlenspätschäden im Armplexusbereich ist nicht bekannt. Die Erfahrung lehrt, daß auch die *Neurolyse* nur ausnahmsweise als Methode empfohlen werden kann. Sie beruht auf einer allzu mechanistischen Denkweise und wird den tatsächlichen pathogenetischen Gegebenheiten nicht gerecht. In unserem Material sind bei 3 Patienten Neurolysen gemacht worden. Zweimal sind bis maximal 6 Monate dauernde Besserungen in Bezug auf Schmerzen und Paresen zu verzeichnen gewesen [1, 26]. Der andere Fall brachte postoperativ keine faßbaren Veränderungen des Zustandsbildes [12]. STOLL und ANDREWS [65] nennen ebenfalls einzelne Besserungen nach chirurgischen Eingriffen im Plexusbereich, ohne aber Operationsbefunde und katamnestische Daten anzugeben.

Bei unerträglichen Schmerzzuständen käme als sinnvolle Behandlungsmethode wohl nur die hohe cervicale Chordotomie in Betracht. Leichter zu behandeln wäre selbstverständlich ein sekundäres Karpaltunnelsyndrom, zum Beispiel mit Diuretica, Hochlagern des Armes und eventuell Spaltung des Ligamentum carpi transversum. Wir würden in all den Fällen mit ausgesprochenen Parästhesien ganz gezielt nach einem zusätzlichen Karpaltunnelsyndrom suchen. Kaum eine andere periphere mechanische Neuropathie wird, auch ohne Komplizierung durch Plexusanfälle, so häufig fehldiagnostiziert.

2.2.1.2.10 Differentialdiagnose

In erster Linie gilt es, in jedem Falle eine *Kompression* beziehungsweise *Infiltration* durch *Tumorgewebe* nach Möglichkeit auszuschließen. *Ein Strahlenspätsyndrom stellt immer eine Diagnose per exclusionem dar.* Im Zweifelsfalle bleibt oft nur eine sorgfältige Überwachung. Sobald erneutes Tumorwachstum gesichert ist, wird unter Umständen eine nochmalige Bestrahlung oder eine hormonelle oder (und) cytostatische Behandlung nötig sein. Wird dies aber fälschlicherweise angenommen, so kann eine Zweitbestrahlung fatale Auswirkungen haben. Bei rasch auftretenden Schmerzen mit nachfolgenden Paresen muß vor allem im proximalen Armplexus anfänglich eine *neuralgische Schulteramyotrophie* erwogen werden. Diese Frage stellte sich auch in unserem Fall 9. Der weitere Verlauf wird diese Diagnose bestätigen oder ausschließen. Selten dürfte ein *radiculäres Syndrom* bei *degenerativen Halswirbelsäulenveränderungen* in Betracht kommen.

Die anderen, äußerst seltenen *Kompressionssyndrome im Schulterbereich* (Scalenus-Syndrom, Hyperabduktions-Syndrom und costo-claviculäres Syndrom) sind kaum jemals zu erwägen. Eher noch wird neben einem Karpaltunnelsyndrom eine andere *periphere mechanische Mononeuropathie*, wie zum Beispiel eine Ulnarisdruckparese am Ellenbogen oder ein paraneoplastisches Syndrom in Differentialdiagnose treten.

2.2.1.2.11 Nebenbefunde

An interessanten Nebenbefunden konnten wir zweimal eine mögliche *Strahlenmyelopathie* (Fälle 15 und 18) finden. Zwei weitere Fälle waren verdächtig auf eine *paraneoplastische Polyneuropathie* (Fall 7), beziehungsweise eine *paraneoplastische*

Neuromyelopathie (Fall 14). Letztere machte zuerst Symptome und gab Anlaß zu einer neurologischen Abklärung, bei der wir erst ein Mamma-Carcinom feststellten.

2.2.2 Strahlenspätschädigungen im Bereich des Plexus lumbosacralis

Bei allen Bestrahlungen von außen wird die Strahlenbelastung des Plexus lumbosacralis immer relativ klein sein. In den anatomischen Vorbemerkungen ist bereits auf mögliche Gründe für diese Tatsache hingewiesen worden. Eine etwas größere Exposition gegen ionisierende Strahlen ist zum Beispiel bei vaginaler Einlage radioaktiver Substanzen zu erwarten. Trotzdem sind Strahlenspätsyndrome am Plexus lumbosacralis viel seltener als am Plexus cervicobrachialis. Wir haben lediglich zwei Fälle (beide doppelseitig) beobachtet. MUMENTHALER [51] hatte früher einen von LÜTHY beobachteten Fall zitiert.

2.2.2.1 Kasuistik

Fall 31: Sch., Ruth, 42jährig Bestrahlung eines inoperablen Portio-Carcinoms (Stadium IV): in 2 Serien nicht bekannte Totaldosis und gleichzeitige Radiumeinlage: je 1500 r in Cervix und Vagina. Starke Darmulcerationen. 17 Jahre nach Bestrahlungsabschluß ohne Hinweise für Rezidiv Einknicken im linken Knie. Im Verlaufe von einigen Monaten Ausdehnung der Schwäche und Beginn einer gleichen Symptomatologie auch rechts. Daneben Parästhesien und vermindertes Gefühl an der Innenseite des linken Unterschenkels. 18 Jahre nach Bestrahlungsabschluß mittelschwere beidseitige Paresen, links etwas überwiegend, von L_3 bis S_1, hauptsächlich aber in L_3 und L_4. Ausgeprägte lokale Hautveränderungen.

Epikrise: Linksbetonte mittelschwere Parese des Plexus lumbosacralis beidseits mit Betonung in L_3 und L_4 als sicheres Strahlenspätsyndrom nach einer intensiven Bestrahlung eines fortgeschrittenen, inoperablen Portio-Carcinoms.

Fall 32: H., Yvonne, 54jährig Nachbestrahlung im Anschluß an die Operation eines Uterus-Carcinoms: Dosis um 6000 rh, Lokalisation der Bestrahlung nicht genau bekannt. Gleichzeitig vaginale Radiumeinlage. 1 Jahr später deutliche Strahlenfibrose der Beckenorgane ohne Hinweise für Metastasen. Als Nebenbefund leichter Diabetes mellitus. $1^1/_2$ Jahre nach Bestrahlungsabschluß progrediente Schmerzen und Parästhesien sowie Schwäche, zuerst im linken, später auch im rechten Bein. Im Liquor 84 mg-% Gesamteiweiß nach KAFKA mit normaler Zellzahl und Cytologie, Pantopaque-Myelogramm o. B. Mittelschwere periphere Paresen in beiden Beinen mit proximalem Überwiegen. Vibrationssinn distal gestört bei sonst intakter Sensibilität.

Epikrise: $1^1/_2$ Jahre nach einer Röntgenbestrahlung auftretende beidseitige mittelschwere Parese des Plexus lumbosacralis, wahrscheinlich im Sinne eines Strahlenspätsyndromes.

2.2.2.2 Diskussion

In unseren beiden Fällen, die wegen eines Uterus-Carcinoms bestrahlt worden waren und welche mit einer Latenz von 17 beziehungsweise $1^1/_2$ Jahren nach Bestrahlungsabschluß neurologische Symptome im Bereiche des Plexus lumbosacralis zeigten, waren die *proximalen Anteile* überwiegend betroffen. Die im Vordergrund stehenden motorischen Paresen waren mittelschwer und beide Male links etwas betont.

Schmerzen waren nur in einem Falle vorhanden. Daneben wurden subjektiv *Parästhesien* und einmal eine *Hypästhesie* in L_4 des Unterschenkels angegeben.

Die im zweiten Fall (32) vorhandene Gesamteiweißerhöhung im Liquor cerebrospinalis (84 mg-% nach KAFKA) ist eher mit einem leichten Diabetes mellitus zu erklären als mit der Strahlenspätschädigung.

In beiden Fällen scheint der Verlauf langsam progredient. Die bisherige Beobachtungszeit durch uns beträgt aber nur einige Monate. Histopathologische Befunde stehen uns nicht zur Verfügung, da selbstverständlich keine explorativen oder kurativen Eingriffe versucht wurden.

2.2.3 Strahlenspätschädigungen im Bereich einzelner peripherer Nerven

Einflüsse ionisierender Strahlen auf subcutane nervöse Endorgane sind von GUARINO und PERONI [36] untersucht worden. Sie sollen hier nicht weiter diskutiert werden. Die Literaturdurchsicht ergibt nur einige wenige Einzelbeschreibungen von Strahlenspätschädigungen an einzelnen peripheren Nerven. So berichteten zum Beispiel HOLTZMAN und HOWES [37] über eine partielle *Facialisparese* nach einer Bestrahlung eines Epithelioms. Die Autoren betrachteten die Parese als sekundär, das heißt strahlennarbenbedingt.

KHAZANOV und KORENEVSKAYA [39] beschrieben eine *Femoralisspätparese* nach einer Bestrahlung in der Leistengegend.

Selber haben wir neben den nachstehend kasuistisch dargelegten Fällen als Nebenbefund bei einer cervicalen Strahlenmyelopathie (nach Bestrahlung eines Sarkoms einer Tonsillennische) eine *Vagusparese*, eine *Akzessoriusparese* und eine beidseitige *Hypoglossusparese* als mögliche Bestrahlungsfolgen gesehen [64]. Allerdings war die Diagnose histologisch nicht gesichert worden. In diesen Rahmen gehören wahrscheinlich auch die bereits beschriebenen Fälle (9, 14) mit einer Parese des *Nervus thoracicus longus*.

2.2.3.1 Kasuistik

Fall 33: B., Salvatore, 45jährig Bestrahlung eines Penis-Carcinoms mit rechtsseitigen inguinalen Lymphknotenmetastasen: Primärtumor 9000 rl, Inguina 6000 ro/El. 3 Jahre nach Bestrahlungsabschluß bemerkte der Patient eine Schwäche im rechten Oberschenkel im Sinne eines Einknickens beim Treppensteigen. Gleichzeitig Parästhesien an der Innenseite des Unterschenkels. Es fand sich eine hochgradige Femoralisparese mit einer kleinhandtellergroßen derben Narbenplatte in der rechten Inguina. Anläßlich einer Neurolyse nach 4 Jahren fand sich der Nervus femoralis in einer derben Narbenplatte eingebacken. Die Histologie ist nicht mehr erhältlich. Es wurde eine wechselnd starke peri- und endoneurale Fibrose mit ausgeprägtem Markscheidenzerfall und teilweiser Unterbrechung und Auftreibung der Achsencylinder beschrieben. Ferner perivasculäre Infiltrate von lymphocytären Elementen. Postoperativ weitere Progredienz bis zur totalen Femoralisparese. Keine Hinweise für Metastasen.
Epikrise: Totale Femoralisparese rechts mit Beginn 3 Jahre nach einer inguinalen Bestrahlung. Operativ und histologisch bestätigtes sicheres Strahlenspätsyndrom.

Fall 34: E. W., 20jährig Bestrahlung mit 6000 ro/El in der rechten Leiste in der Annahme eines Melanoms der Großzehe. 7—8 Monate nach Bestrahlungsabschluß Schmerzen in der Leistengegend und progrediente Quadricepsatrophie mit entsprechender motorischer Schwäche. Vermindertes Gefühl an der Innenseite des Unterschenkels und deutliche Induration in der Leistengegend. 4 Jahre später mittelschwere sensible und motorische Femoralisparese rechts mit gleichzeitiger Hypästhesie im Nervus cutaneus femoris lateralis. Die Melanomdiagnose hatte sich retrospektiv als falsch erwiesen.
Epikrise: Mittelschwere Femoralisparese und Meralgia paraesthetica rechts als sichere Strahlenspätschädigungen mit den ersten Symptomen 7—8 Monate nach einer Bestrahlung in der Leistengegend.

Fall 35: H., Daniel, 19jährig Bestrahlung eines Synoviom-Rezidivs am linken Ellenbogen. In den folgenden 9 Jahren mehrere weitere Operationen und Bestrahlungen bis zu einer Totaldosis zwischen 10 500 und 13 500 rh. 14 Monate nach der letzten und 10 Jahre nach der ersten Bestrahlung zunehmende Schmerzen an der Ellenbogeninnenseite mit Paraesthesien und Dysästhesien im Ulnarisgebiet der Hand sowie Schwäche in den kleinen Handmuskeln. Es fand sich eine motorisch fast vollständige und sensibel leichte Ulnarisparese. Nervus ulnaris im Sulcus des Ellenbogens palpatorisch von derbem Narbengewebe nicht abgrenzbar. Deutlich positives Tinel'sches Zeichen an dieser Stelle mit ausstrahlenden Sensationen bis in den Kleinfinger. Eine Neurolyse mit Excision des Narbengewebes aber ohne Volarverlagerung brachte in der Folge keine Besserung.

Epikrise: 14 Monate nach einer rezidivierenden Bestrahlung während 9 Jahren Auftreten einer hochgradigen, jedoch vorwiegend motorischen Ulnarisparese links im Sinne einer sicheren Strahlenspätschädigung.

2.2.3.2 Diskussion

Bei den beschriebenen drei Fällen sind gesamthaft 4 periphere Nerven durch ionisierende Strahlen geschädigt worden. Zweimal trat eine *Femoralisparese,* eine davon zusammen mit einer Parese des *Nervus cutaneus femoris lateralis* im Sinne einer *Meralgia paraesthetica* und einmal eine *Ulnarisparese am Ellenbogen* auf. Diagnostisch sind diese Fälle als gesichert zu betrachten.

Wie wir ferner gesehen haben, sind wahrscheinlich auch zweimal zusammen mit Armplexusausfällen Paresen des *Nervus thoracicus longus* vorgekommen.

Eine der Femoralisparesen zeigte eine langsame Progredienz bis zum totalen Funktionsausfall ohne Schmerzen und ohne Besserung nach einer Neurolyse. Die andere Femoralisparese war mittelschwer und von einer Meralgia paraesthetica mit leichten Schmerzen begleitet. Die Ulnarisparese war objektiv überwiegend motorisch. Subjektiv wurden aber deutliche Schmerzen mit einem positiven Tinel'schen Zeichen am Ellenbogen angegeben. Auch in diesem Falle brachte eine Neurolyse keine Verbesserung der Situation.

Diese wenigen Fälle zeigen einmal mehr, daß viele, potentiell sicher alle peripheren Nerven eine Strahlenspätschädigung erleiden können. Die Strahlendosis betrug 6000 ro/El für die Bestrahlungen in der Leistengegend und über 10 000 rh am Ellenbogen. Bei zwei erfolglosen Neurolysen waren ausgedehnte Narbengewebe gefunden worden.

Die *Latenzzeiten* betrugen 7—8 Monate beziehungsweise 3 Jahre für die Femoralisparesen (inklusive Parese des Nervus cutaneus femoris lateralis) und mindestens 14 Monate (bis einige Jahre) für die Ulnarisparese.

3. Pathologisch-anatomische Befunde ohne subjektive oder objektive Störungen nach Bestrahlungen

Die von LINDER [44] tierexperimentell nachgewiesene Tatsache von morphologischen Veränderungen ohne Funktionsausfälle läßt analoge Befunde auch beim Menschen erwarten. Bei jedem chronischen Prozeß braucht es immer ein gewisses Maß von Veränderungen, bis sich eine Störung überhaupt bemerkbar macht. Dies ist eine

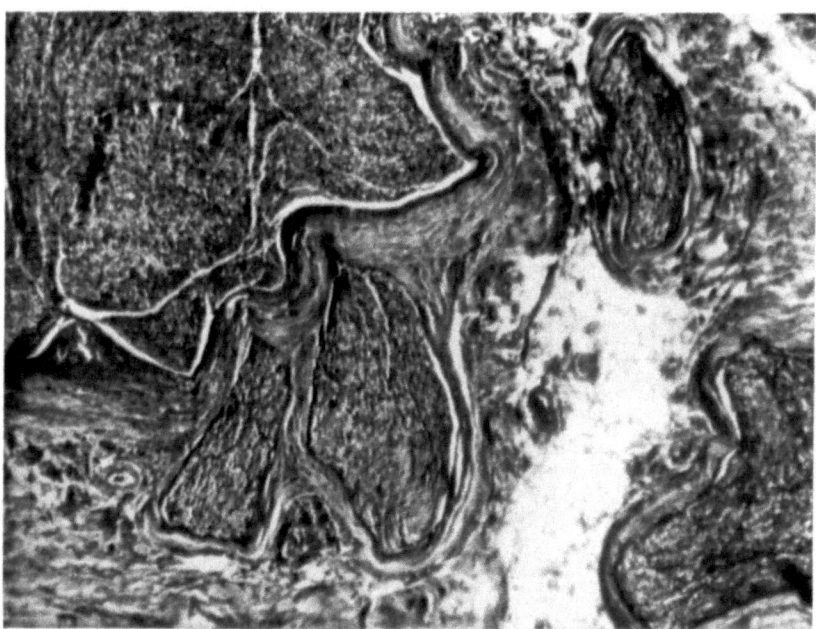

Abb. 6. Deutliche Vermehrung des peri- und endoneuralen Bindegewebes mit sekundärer Deformation an den Armplexusanteilen. (Nr. S 384-69, Querschnitt durch Armplexus, van Gieson, 100×)

in der Medizin allgemein gültige Tatsache. Je nach der Bedeutung und der Funktionsweise dieses betroffenen Organs oder Organteiles werden sich Schädigungen von außen sehr früh oder eventuell überhaupt nicht funktionell auswirken.

Bereits der erste von uns mit dieser Fragestellung untersuchte Fall (Sektion Nr. 384/69) bestätigte diese Vermutung. Es handelte sich um eine an den Metastasen eines

Mamma-Carcinoms gestorbene Frau. Der vor Monaten bestrahlte Armplexus zeigte weder makroskopisch noch mikroskopisch irgendwelche Tumorinfiltrationen. Die Patientin hatte keinerlei Ausfallserscheinungen von Seiten des bestrahlten Plexus cervicobrachialis gehabt. Trotzdem ergab die lichtmikroskopische Untersuchung eindrückliche Veränderungen: Vermehrung des peri- und endoneuralen Bindegewebes mit Einschnürungen und Deformationen am Nerven (Abb. 6) und scholligen Myelinscheidenzerfall.

Diese eindrücklichen Befunde zeigen, daß, wenn klinische Symptome in Erscheinung treten, die morphologischen Alterationen bereits in einem relativ fortgeschrittenen Stadium sind.

4. Eigene experimentelle Untersuchungen

4.1 Bestrahlung des Nervus ischiadicus von Ratten

4.1.1 Methode

4.1.1.1 Tierstamm

Weibliche weiße Ratten, Stamm GIF, Alter bei Bestrahlungsbeginn 6 Wochen, Gewicht um 150 g.

4.1.1.2 Haltung und Ernährung der Tiere

4—6 Tiere zusammen in einem Käfig, Temperatur im Tierstall zwischen 22 und 28° C, Luftfeuchtigkeit nicht speziell gemessen.

Nahrung: Mäuse-, Ratten-, Zuchtwürfel (Nr. 194, NAFAG) und Wasser unbegrenzt; als Zusatz gelegentlich Altromin (KUNATH).

4.1.1.3 Röntgenbestrahlung

Zur isolierten Bestrahlung eines Nervus ischiadicus wurden die Tiere durch intraperitoneale Injektion von *Vetanarcol* (Natrium-Pentobarbital) ca. 0,2/kg Körpergewicht narkotisiert. Die für eine befriedigende Narkose nötige Menge Vetanarcol schwankte zwischen 0,1 und 0,4/kg.

Die narkotisierten Tiere wurden in Bauchlage in eine Bleiröhre gelegt, aus der durch eine zusätzliche Öffnung das linke Hinterbein zur Bestrahlung herausgezogen werden konnte (Abb. 7). Mit entsprechender Lagerung war es somit möglich, 5 Tiere gleichzeitig zu bestrahlen. Während der Bestrahlung wurde ein stärkerer Zug am Bein vermieden. Abb. 8 zeigt in einer anatomischen Präparation den Verlauf des Nervus ischiadicus im Bestrahlungsgebiet.

Die *Röntgenbestrahlung* wurde mit folgenden Bedingungen durchgeführt: 4mal wöchentlich je 250 ro (Dosimeterbestimmung mit Universal-Dosimeter Siemens), 220 kV, 15 mA, Filter Cu 0,35, F.H.D. 55,9 cm. Eine Bestrahlungssitzung dauerte zwischen 3 min 20 sec und 3 min 36 sec. Verschiedene Tierserien von mindestens 10 Tieren wurden bis zu Totaldosen von 3000 ro, 4000 ro, 5000 ro, 6000 ro und 8000 ro bestrahlt [2]. Die Bestrahlungen fanden in der Zeit vom 14. 4. bis 5. 6. 1969 statt. Die Raumtemperatur betrug während den Bestrahlungen 22° bis 26° C. Insgesamt starben 15 Tiere an Narkosezwischenfällen. Die übrigen Tiere zeigten keinerlei Komplikationen. Das Körpergewicht der Ratten betrug am Ende der Bestrahlung zwischen 280 und 350 g.

4.1.1.4 Durchgeführte Untersuchungen

4.1.1.4.1 Lichtmikroskopische Untersuchungen

Bei den während der Bestrahlung an Narkosezwischenfällen gestorbenen Versuchstieren wurden der teilbestrahlte und der unbestrahlte (rechte) Nervus ischiadicus zur histologischen

---

[2] Kontrollmessungen an Rattenphantomen ergaben, daß sich unter den gewählten Versuchsbedingungen Streuzusatz und Absorption zufällig so weit kompensieren, daß die in der Luft gemessene Dosis der absorbierten Dosis entspricht.

Untersuchung entnommen. Das gesamte Material wurde vorerst in 10%ige neutral gepufferte Formalinlösung eingelegt und später in Paraplast eingebettet. Die *Standardfärbungen* waren: Hämatoxylin-Eosin (HE), van Gieson und Klüver-Barrera.

Nach Bestrahlungsabschluß wurde sofort und später in 4wöchigen Abständen 7mal je ein Tier jeder Serie mit unterschiedlicher Totaldosis getötet, wobei wiederum die gleichen färberischen Methoden am bestrahlten und am nichtbestrahlten Nerven angewandt wurden. Bei der Durchsicht der Präparate wurden systematisch das Interstitium, die Gefäße und die Nerven untersucht. Im Interstitium richteten wir das Augenmerk besonders auf celluläre Elemente, Granulations- und Narbengewebe, an den Gefäßen auf Infiltrate und Hyalinosen sowie an den Nerven auf Veränderungen der Myelinscheiden (und Achsencylinder) und der Schwann'schen Zellen.

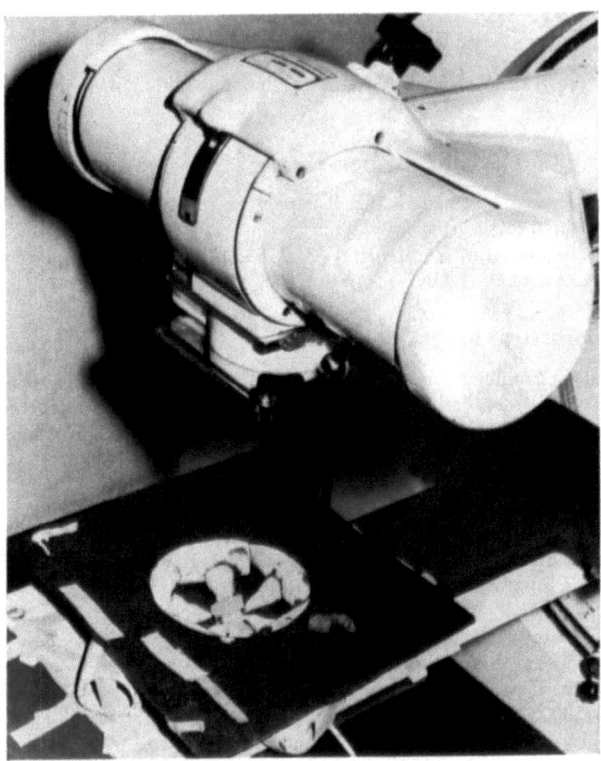

Abb. 7. Technik der Bestrahlung des linken Nervus ischiadicus von Ratten. Abdeckung der Füße durch eine kleine Bleiplatte

4.1.1.4.2 Elektronenmikroskopische Untersuchungen

1, 3 und 6 Monate nach Bestrahlungsabschluß wurde gleichzeitig von jeder der 5 Serien in üblicher Weise Material zur elektronenmikroskopischen Untersuchung entnommen.

Technik: Übliches Vorgehen und *Fixation* der vital entnommenen Gewebsstücke mit 1%igem gepuffertem Osmium beziehungsweise mit der sogenannten Tripel-Fixationsmethode. *Entwässerung* in einer aufsteigenden Reihe von Aceton; *Einbettung* in Araldit; Anfertigung von semidicken (2 µ) Schnitten und *Färbung* mit Methylenblau. Präparation für die elektronenmikroskopische Untersuchung: Dünnschnitte auf LKB-Ultramikrotom. Untersuchung mit einem Philips-Elektronenmikroskop 300.

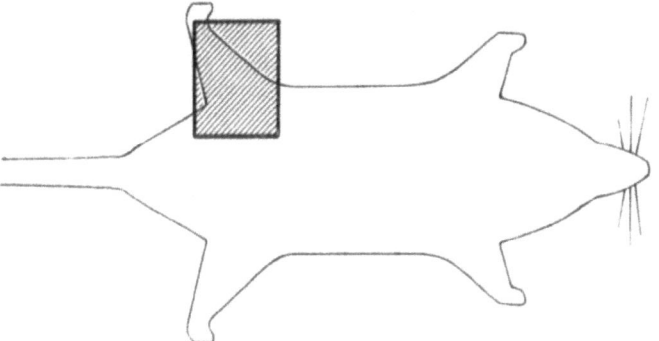

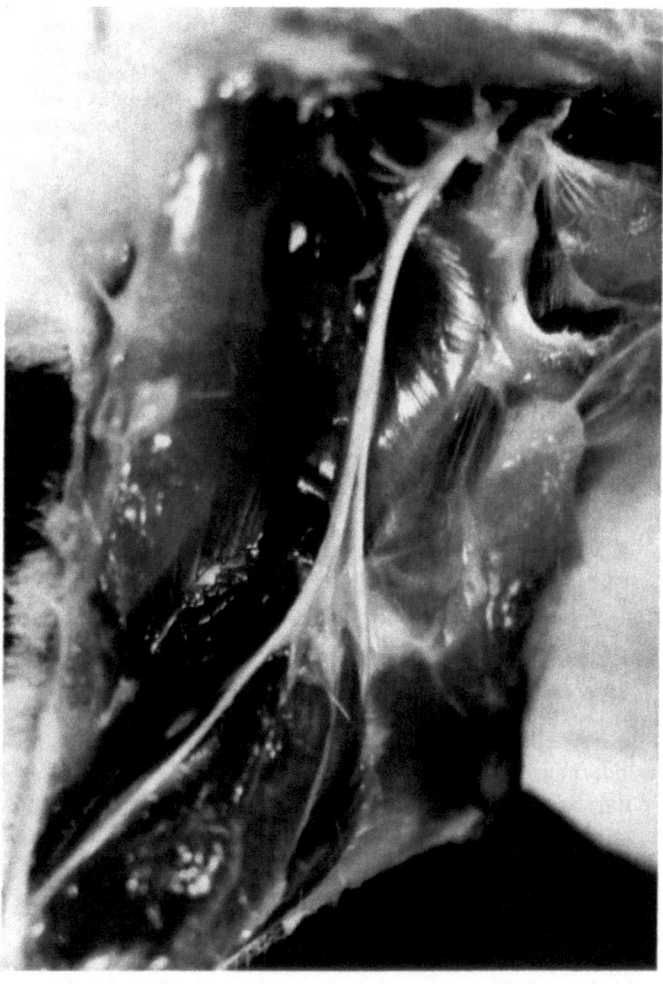

Abb. 8. Präparation eines Nervus ischiadicus einer gesunden Ratte. Die distale Hälfte des dargestellten Nerven wurde bestrahlt

Anläßlich der letzten dieser Untersuchungen injizierten wir zudem bei zwei mit 8000 ro bestrahlten Tieren je 1 cc *Thorotrast* in eine Beinvene beziehungsweise in die Vena jugularis. Darauf wurde das Nervenmaterial im einen Falle nach 30 Minuten, im anderen nach 60 Minuten post injectionem entnommen. Mit diesem Versuch wollten wir Hinweise auf die endoneurale Capillarpermeabilität gewinnen.

4.1.1.4.3 *Messung von Aktionspotentialen und Leitungsgeschwindigkeit*

Bei 6 mit 5000 ro vorbestrahlten Ratten wurden 3 Monate nach Bestrahlungsabschluß am isolierten Nervus ischiadicus Meßversuche vorgenommen. Die Methode war ähnlich der von GERSTNER, ORTH und RICHEY [33] und später von vielen anderen angewandten Technik. Neurophysiologische Einzelheiten finden sich bei RUCH und PATTON [60].

Der bestrahlte Nerv und der Kontrollnerv wurden in Vetanarcol-Narkose möglichst atraumatisch entnommen und in Tyrode-Lösung (Zusammensetzung siehe VON MURALT [53]) gelegt. Diese war 20° C warm und wurde von Oxycarbon (95 Vol.-% O_2, 5 Vol.-% CO_2) durchströmt. Das entnommene Nervenstück maß mindestens 6 cm, wobei das proximale Ende sicher nicht bestrahlt war, während der distale Anteil im Bestrahlungsfeld lag. Zur Erreichung einer monophasischen Ableitung wurden die Nerven an ihrem distalen Ende gequetscht. Die Messungen fanden in einer feuchten Kammer statt. Von den drei verwendeten Ableitungspunkten befand sich der erste noch im unbestrahlten Gebiet. Mittels eines Verstärkers wurden die Aktionspotentiale auf einem Oscilloskop dargestellt und zur Ausmessung fotografiert. Daraus haben wir die Leitungsgeschwindigkeit zwischen dem Reizpunkt und 3 Ableitungspunkten im Abstand von je 12 mm gemessen, unter gleichzeitiger Beachtung der Form der Aktionspotentiale.

4.1.2 Ergebnisse und Besprechung

4.1.2.1 Allgemeines

Das Verhalten der Tiere zeigte im Verlaufe des Versuches keine Veränderungen. Sowohl die Bestrahlungen als auch die Narkosen (12—32 pro Tier) wurden, abgesehen von den erwähnten 15 Narkosezwischenfällen bei insgesamt über 1000 Narkosen, sehr gut ertragen. So wurde auch die Nahrungsaufnahme beziehungsweise die Gewichtszunahme nicht erkennbar gestört. Wir haben allerdings diesbezüglich keine genauen Verlaufsmessungen durchgeführt. Es handelt sich hier vorwiegend um eine eindrucksmäßige Feststellung.

Erst nach 5 Monaten waren die ersten Zeichen einer *Epilation* am bestrahlten linken Hinterbein bei den mit 8000 ro bestrahlten Tieren zu sehen. Der Haarausfall nahm langsam zu und betraf allmählich auch die weniger mit Strahlen belasteten Tiere.

Eine Störung der Motorik konnten wir bis 9 (18) Monate nach Bestrahlungsabschluß in keinem Falle unter 13 (6) Tieren, die wir für spätere Untersuchungen aufbewahrt haben, feststellen. Offenbar genügten die später zu beschreibenden morphologischen Veränderungen nicht, um zu funktionellen Ausfällen zu führen. Selbstverständlich sind daraus keine exakten Rückschlüsse auf die beim Menschen zu erwartenden Zeitintervalle möglich. Die in unseren klinischen Fällen festgestellten Durchschnittswerte von ungefähr 4 Jahren würden im Fall einer strengen Analogie bei Ratten und vergleichbarer Bestrahlung schon nach 2—3 Monaten Symptome erwarten lassen. Es ist aber nicht zulässig, aus irgendwelchen biologischen Daten, wie zum Beispiel der Lebensdauer, auf mathematischem Wege den Ablauf pathologischer Prozesse bei verschiedenen Lebewesen zu berechnen. So verlaufen viele biochemische Vorgänge bei Mensch und Tier sehr ähnlich und zeitlich oft identisch. Andererseits ist von den nicht das Nervensystem betreffenden Strahlenwirkungen im Tierversuch bekannt, daß in Bezug auf Species und Stamm recht bedeutende Unterschiede vorkommen können (COTTIER [22]). Die Latenzzeit bis zu einer funktionellen Störung am peripheren Nerven scheint bei der Ratte relativ noch größer zu sein als beim Menschen.

Die Präparation des Nerven gestaltete sich mit zunehmender Latenzzeit mit Betonung bei den hohen Strahlendosen (6000 ro, 8000 ro) etwas schwieriger. Die *Haut* ließ sich teilweise schlechter ablösen und sie zeigte sich eher vermehrt durchblutet. Ferner war das perineurale *Binde- und Fettgewebe* zum Teil stärker am Nerven anhaftend, jedoch palpatorisch nicht sicher derber als an der nicht bestrahlten Vergleichsextremität. Die *Muskulatur* war makroskopisch nicht verändert.

4.1.2.2 Lichtmikroskopische Befunde

Vorangestellt sei das bei der von uns verwendeten Bearbeitung als normal zu betrachtende mikroskopische Bild (Abb. 9). So kann die vacuoläre Strukturierung in gewissen Grenzen nicht als pathologisch interpretiert werden.

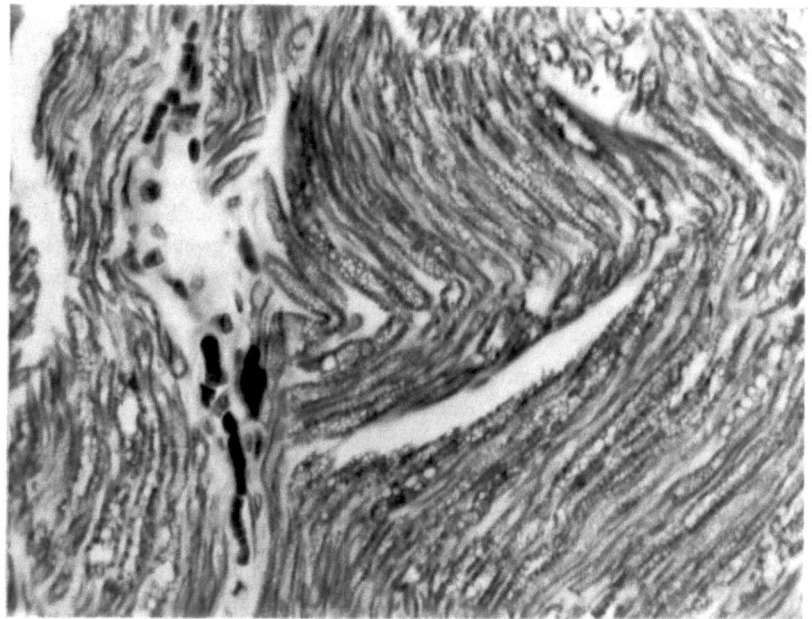

Abb. 9. Normales histologisches Bild eines unbestrahlten Nerven der Ratte (Nervus ischiadicus, längs, Klüver-Barrera, 400×)

Bei den während der Bestrahlung an einem Narkosezwischenfall gestorbenen Tieren zeigte sich in keinem Fall ein sicherer pathologischer Befund.

Die *Spätresultate bis 6 Monate nach Bestrahlungsabschluß* bei den fertig bestrahlten Tieren (3000 ro, 4000 ro, 5000 ro, 6000 ro, 8000 ro) sind in Tabelle 3 zusammengefaßt.

Vor der Besprechung der Einzelbefunde seien zwei aus Tabelle 3 leicht ersichtliche allgemeine Aspekte festgehalten:

— Es läßt sich eine langsame *Zunahme der pathologischen Veränderungen mit zunehmender Latenz nach der Bestrahlung und mit steigender Strahlendosis* erkennen.

— Zweitens sind pathologische Veränderungen in den ersten 2—3 Monaten nach Bestrahlungsabschluß auffallend gering (meistens sogar fehlend) und, sofern vorhanden, *zuerst an den Nerven erkennbar*.

4.1.2.2.1 Veränderungen am Interstitium

Die Veränderungen am Zwischengewebe lassen sich nicht zwanglos unabhängig vom Gefäßsystem betrachten. Im Gegenteil sind viele der strahlenbedingten Störungen an mesenchymalen Strukturen ohne gleichzeitige beziehungsweise vorausgehende Veränderungen am Gefäßsystem nicht zu erklären. Dies trifft ganz besonders für alle zelligen Infiltrationen zu. COTTIER [23] hat deshalb die berechtigte Forderung nach einer zusammenfassenden Betrachtung des gesamten angiomesenchymalen Systems aufgestellt. Dies ist für jede Interpretation und dynamische Betrachtungsweise unerläßlich. Trotzdem haben wir bewußt als Vereinfachung in unserer Tabelle 3 vorerst morphologische Einzeldaten zusammengestellt.

Vereinzelt sahen wir eine höchstens leichte Vermehrung *eosinophiler Granulocyten* vom dritten postirradiativen Monat an, und dies mehrheitlich im perineuralen Binde- und Fettgewebe. Andere Granulocyten, wie sie als radiogene Frühsymptome vorkommen, sind nicht gefunden worden. Hingegen sind allmählich, besonders bei hoher Strahlenbelastung, leichte Infiltrationen mit *Plasmazellen und (oder) Lymphocyten* aufgetreten. Ihr Ausmaß war aber maximal als leicht zu bezeichnen. Der Fall Nr. N V zeigte am bestrahlten Bein im perineuralen Fettgewebe eine Ansammlung von Makrophagen (Abb. 10). Erythrocytenaustritte haben wir keine festgestellt, dagegen hie und da, zusammen mit Markscheidenläsionen, eine leichte Häufung von endoneuralen *Mastzellen*.

Im Gegensatz zu den bekannten Befunden beim Menschen sahen wir als Spätveränderungen bei den bestrahlten Ratten relativ wenig Zeichen von Granulations- und Narbengewebe. Die ersten entsprechenden Hinweise waren *jugendliche Bindegewebszellen*, die erst 2 Monate nach Bestrahlungsabschluß mit 8000 ro angedeutet vermehrt waren. Daneben erschien das endoneurale Bindegewebe im HE-Präparat stellenweise etwas bläulicher. Ob für dieses Phänomen eine Art Strukturwandel an den kollagenen Fasern verantwortlich ist, können wir nicht sagen. In keinem Fall war das Granulations- beziehungsweise Narbengewebe mehr als leicht ausgebildet. Es scheint, daß die Ratte auf Straahleneinwirkungen eher geringe bindegewebige Reaktionen zeigt. Sicher können die in unserem Material vorhandenen narbigen Veränderungen schon allein wegen ihrer Quantität bei der Entstehung von Nervenveränderungen keine pathogenetisch wichtige Rolle gespielt haben. Wir haben sie zudem im Durchschnitt erst etwa 1—3 Monate nach den ersten Nervenfaserveränderungen beobachtet. Eine der in unserem Material stärksten Bindegewebsvermehrungen fand sich 6 Monate nach einer Bestrahlung mit 8000 ro (Abb. 11). Nach großen Strahlenbelastungen kommen mesenchymale Alterationen etwas früher und stärker vor als bei niedriger Strahlenbelastung.

Tabelle 3.

Nr.	Granulocyten	Plasmazellen Lymphocyten	Granulationsgewebe	Narbengewebe	Infiltrationen	Hyalinose	Myelinscheidenveränderung	Veränderung der Schwann'schen Zellen
H I	—	—	—	—	—	—	—	—
II	—	—	—	—	—	—	—	—
III	—	—	—	—	—	—	—	—
IV	—	—	—	—	—	—	—	—
V	—	—	—	—	—	—	(+)	—
J I	—	—	—	—	—	—	—	—
II	—	—	—	—	—	—	—	—
III	—	—	—	—	—	—	—	—
IV	—	—	—	—	—	—	(+)	—
V	—	(+)	—	—	—	—	(+)	—
K I	—	—	—	—	—	—	(+)	(+)
II	—	—	—	—	—	—	(+)	(+)
III	—	(+)	(+)	—	—	(+)	+	+
IV	—	—	—	—	—	(+)	+	+
V	—	(+)	(+)	(+)	—	(+)	+	+
L I	—	—	—	—	—	—	(+)	(+)
II	—	—	—	(+)	—	(+)	(+)	(+)
III	—	—	—	(+)	(+)	—	+	+
IV	(+)	+	—	—	(+)	(+)	+	(+)
V	(+)	(+)	(+)	(+)	(+)	—	++	+
M I	—	—	—	—	—	(+)	+	(+)
II	(+)	(+)	—	(+)	—	(+)	(+)	(+)
III	—	+	(+)	—	+	(+)	+	+
IV	(+)	—	(+)	—	—	+	+	+
V	+	—	+	(+)	(+)	+	++	+
N I	—	—	—	—	—	—	—	(+)
II	—	—	(+)	—	—	+	(+)	+
III	(+)	(+)	—	—	(+)	—	+	(+)
IV	+	+	—	(+)	—	(+)	+	(+)
V	(+)	+	+	(+)	+	+	++	++
O I	—	—	(+)	(+)	(+)	(+)	+	+
II	(+)	—	—	+	—	+	+	(+)
III	(+)	+	+	(+)	—	+	+	+
IV	+	+	+	+	++	+	++	++
V	(+)	+	+	+	+	++	++	++

Legende: — = nichts, (+) = angedeutet, + = leicht, ++ = mittelschwer, +++ = stark.
Zeitpunkt der Untersuchung nach Bestrahlungsabschluß: H = sofort, J = 1 Monat, K ≡ 2 Mo, L = 3 Mo, M = 4 Mo, N = 5 Mo, O = 6 Mo.
Strahlenbelastung: I = 3000 ro, II = 4000 ro, III = 5000 ro, IV = 6000 ro, V = 8000 ro.

Wie weit die Veränderungen am Zwischengewebe sekundär als vasculäre Strahlenschädigungen zu betrachten sind, kann aus unserem Material nicht entschieden werden. Immerhin waren die Gefäßveränderungen lichtmikroskopisch immer gleichzeitig oder vor den bindegewebigen Reaktionen zu erkennen, was ein gewisser Hinweis auf eine übergeordnete pathogenetische Rolle eines vasculären Schadens sein könnte.

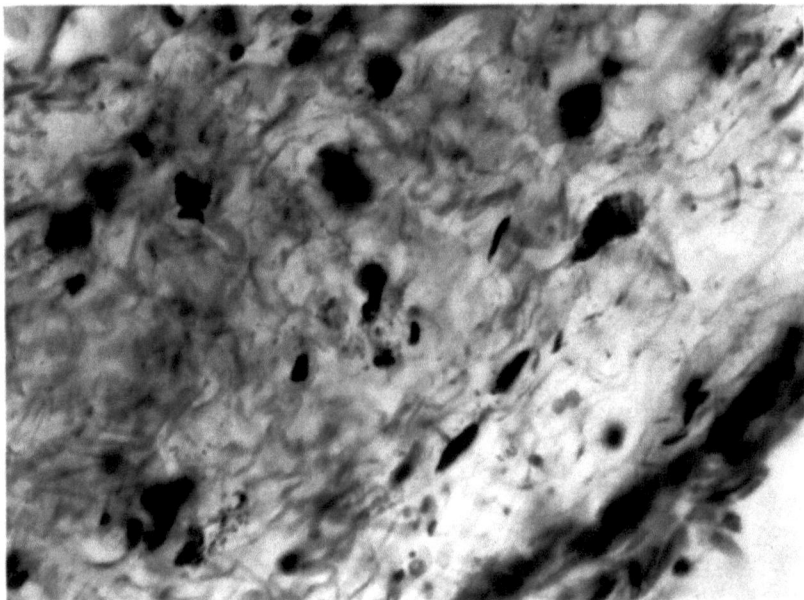

Abb. 10. Makrophagen im perineuralen Fettgewebe einer Ratte 5 Monate nach einer Strahlenbelastung mit 8000 ro (Nr. NV, HE, 400×)

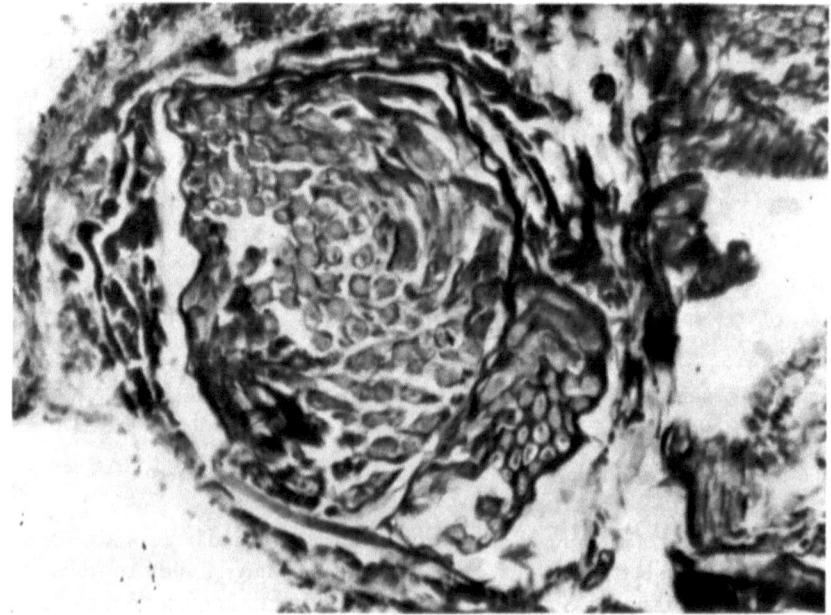

Abb. 11. Perineurale Bindegewebsvermehrung 6 Monate nach 8000 ro (Ratte Nr. OV, van Gieson, 240×)

4.1.2.2.2 Veränderungen an den Gefäßen

Die ersten Veränderungen an kleinen Arterien, Arteriolen und Capillaren bestanden in einer leichten *Hyalinose*, welche bei höherer Strahlenbelastung (über 5000 ro) frühestens 2 Monaten nach Abschluß der Bestrahlung zu sehen war. Diese Hyalinose haben wir nicht speziell nach ihrem Fettgehalt untersucht. COTTIER [22] hatte nämlich nach Ganzkörperbestrahlungen eine stark und eine nicht oder nur leicht sudanophile Gefäßhyalinose gefunden.

Die Gefäßhyalinose war langsam progredient. In unseren Fällen erreichte sie nur nach 6 Monaten bei 8000 ro Strahlenbelastung einen mittelschweren Grad. Abb. 12 zeigt eine leichte endoneurale Capillarhyalinose und perineural zusätzlich eine Vermehrung von plumpen Bindegewebszellen. Zwei Monate später ist die Gefäßhyalinose

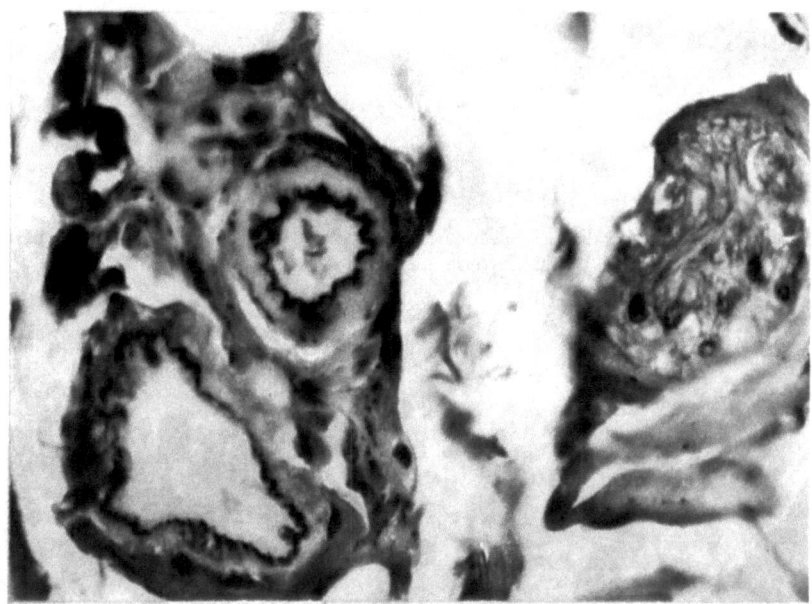

Abb. 12. Leichte Hyalinose an zwei kleinen perineuralen Arterien und Vermehrung von plumpen Bindegewebszellen 4 Monate nach 8000 ro (Ratte Nr. MV, Nerv und perineurales Bindegewebe quer, van Gieson, 680×)

bereits deutlicher zu erkennen (Abb. 13). Die Bilder sind nicht von andersartig entstandenen Gefäßhyalinosen zu unterscheiden. In diesem Zusammenhang sind noch die experimentellen Arbeiten von ASSCHER, WILSON und ANSON [2], ASSCHER und ANSON [3] über die Sensibilisierung von Blutgefäßen für hypertensive Schädigungen durch Bestrahlung zu erwähnen.

Die Muskelschicht der Gefäße zeigte sich in keinem Falle mit Sicherheit alteriert.

Vereinzelt waren die *Gefäßendothelien* etwas gequollen und aufgetrieben oder auch geschrumpft. Gefäßobliterationen durch Hyalinose oder Thrombosierung haben wir nie beobachtet. Mehrfach konnte eine *Aufsplitterung der M. elastica interna* gesehen werden (Abb. 14), allerdings frühestens 5 Monate nach der Bestrahlung.

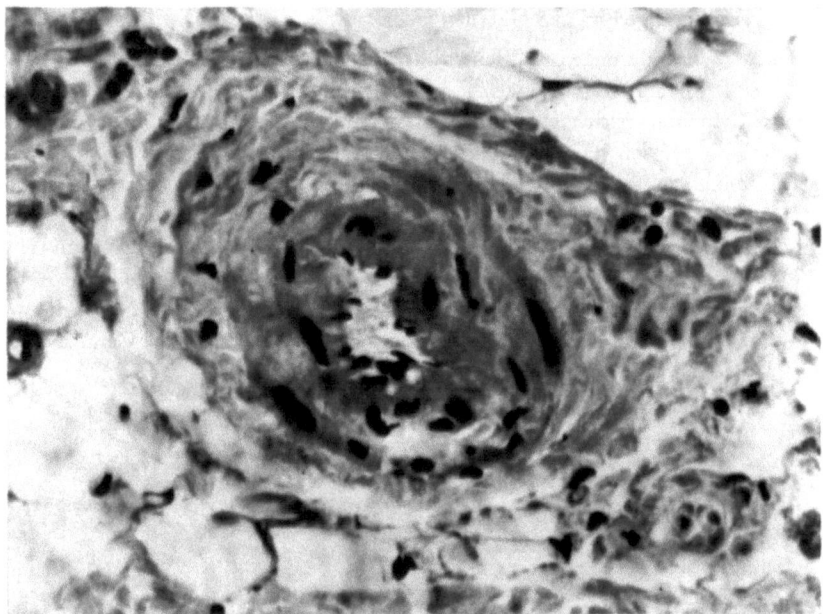

Abb. 13. Mittelschwere Hyalinose, 6 Monate nach 8000 ro (Ratte Nr. OV, kleine perineurale Arterie quer, HE, 460×)

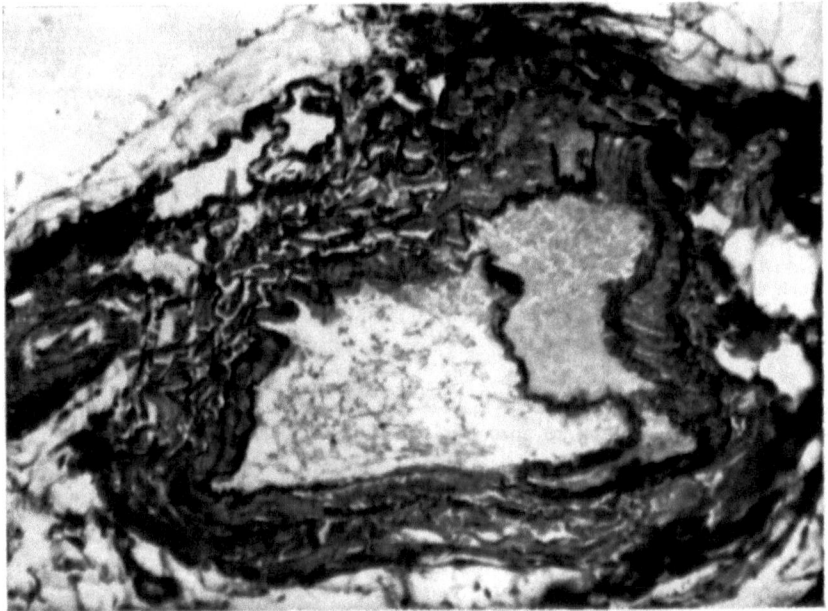

Abb. 14. Aufsplitterung der M. elastica interna, Hyalinose und Vermehrung des periarteriellen Bindegewebes 6 Monate nach 8000 ro (Ratte Nr. OV, kleine perineurale Arterie quer, van Gieson, 290×)

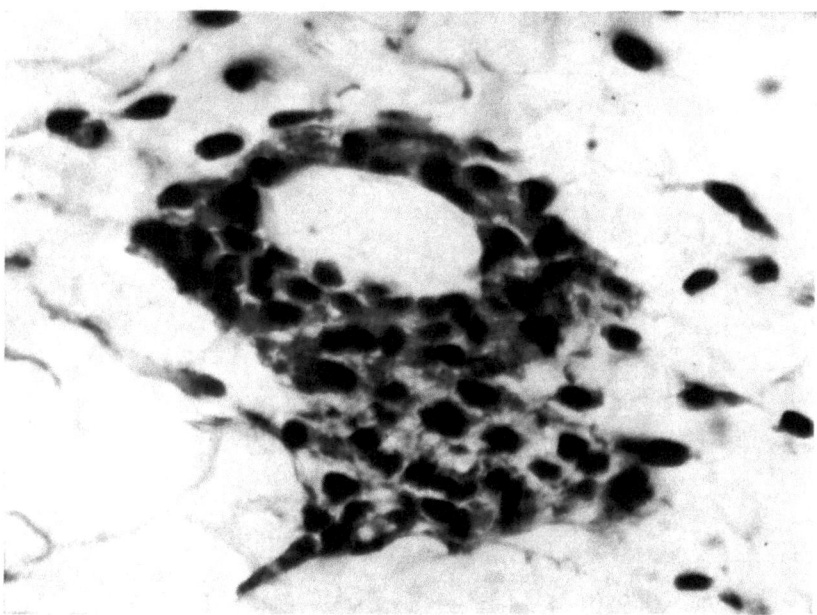

Abb. 15. Ausgeprägte zellige Reaktion an Arteriole, 6 Monate nach 6000 ro (Ratte Nr. OIV, Arteriole in perineuralem Fettgewebe, quer, van Gieson, 800×)

Zellige Reaktionen unmittelbar perivasculär oder in der Gefäßwand waren nur selten, frühestens 2 Monate nach der Bestrahlung und abgesehen von Fall Nr. OIV (Abb. 15) nur in leichtem Maße nachweisbar.

4.1.2.2.3 Veränderungen am Nerven

Die Formveränderungen der einzelnen Nervenfasern und Achsenzylinder sind am besten auf den semidicken Methylenblauschnitten, die wir nur gleichzeitig mit elektronenoptischen Untersuchungen durchführten, zu beurteilen. Dabei lassen sich diffus, möglicherweise mit leichter zentraler Betonung, als erste Strahlenspätveränderungen *Verdichtungen der Achsenzylinder* und erst etwas später *Verformungen der Markscheiden* erkennen. Diese Formveränderungen sind nicht, wie es mit dieser Technik bei anderen Erkrankungen am peripheren Nervensystem üblich ist, unregelmäßig, bizarr und zum Teil sternförmig, sondern zeigen sich überwiegend längsoval, hantel- oder bananenförmig (Abb. 16 und 17). Sie sind besonders nach 6 Monaten deutlich und betreffen dann etwa 5—10⁰/o aller Nervenfasern. Vor diesem Zeitpunkt sind derartige Veränderungen seltener zu sehen gewesen. Ihre diffuse Verteilung über den ganzen Querschnitt schließt einen Artefakt weitgehend aus. Es scheint sich hier um eine für das Strahlenspätsyndrom typische Erscheinung zu handeln. Am ehesten sind *primäre „Kondensationsvorgänge" am Achsenzylinder* für dieses Phänomen verantwortlich, während es erst sekundär zu pathologischen Strukturveränderungen an den Markscheiden kommt. Sicher lassen sich die beschriebenen Formveränderungen bei primär nicht oder nur leicht alterierter Myelinstruktur nicht aus dieser ableiten.

Unsere Standardpräparate erlauben keine direkte Beurteilung der Achsenzylinder und deren Struktur. Einzelne Bilder mit stärkerer Myelinscheidenauflockerung lassen aber indirekt eine *Axondegeneration* annehmen (Abb. 18).

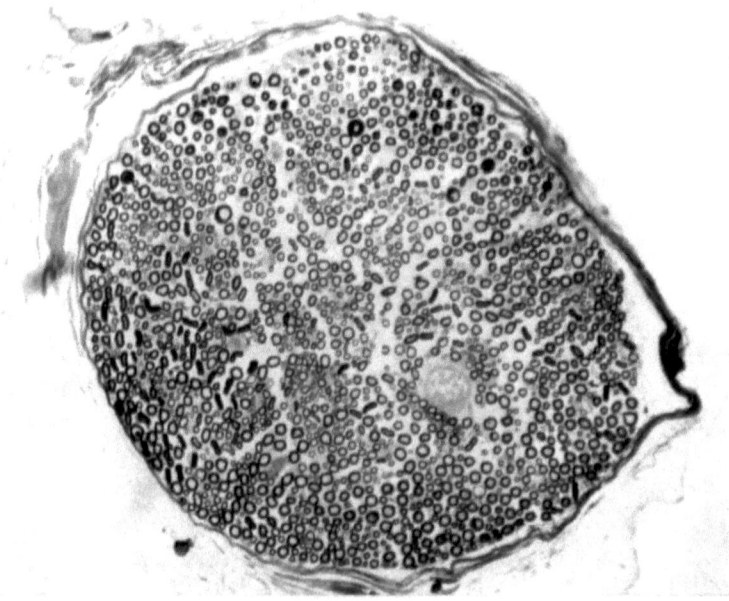

Abb. 16. Diffus verteilt, vorwiegend längsoval verformte myelinisierte Nervenfasern mit verdichtetem Achsenzylinder (Ratte Nr. OIV, Nervus ischiadicus, quer, semidicker Schnitt, Methylenblau, 150×)

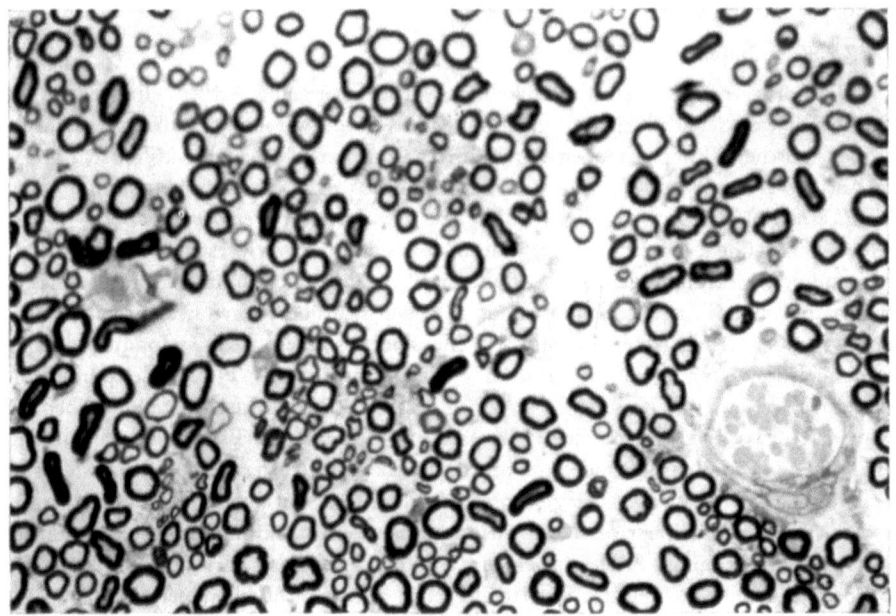

Abb. 17. Vorwiegend längsoval verformte myelinisierte Nervenfasern mit verdichtetem Achsenzylinder (Ratte Nr. OIV, Nervus ischiadicus, quer, semidicker Schnitt, Ausschnitt aus Abb. 16, Methylenblau, 400×)

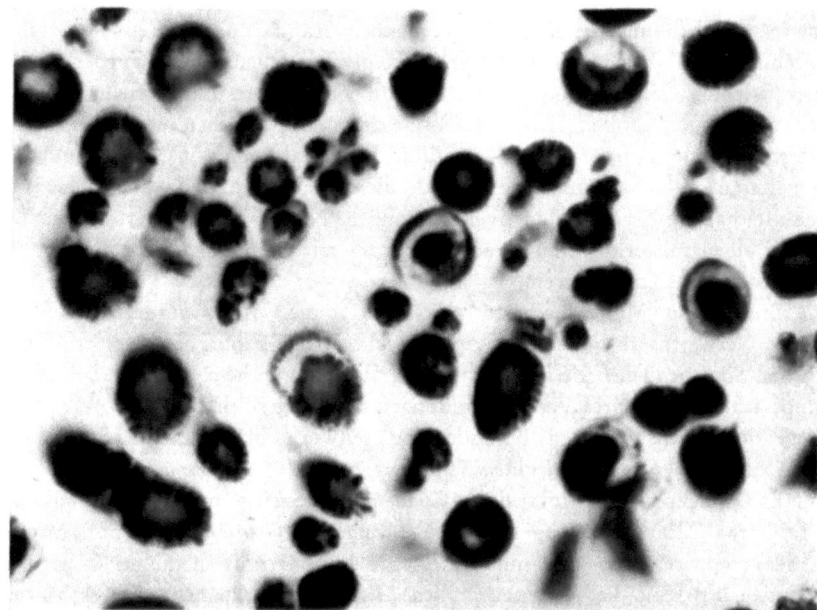

Abb. 18. Vereinzelt starker Markscheidenzerfall mit Schrumpfung der Achsenzylinder 6 Monate nach 5000 ro (Ratte Nr. OIII, Nervus ischiadicus, quer, Klüver-Barrera, 1150×)

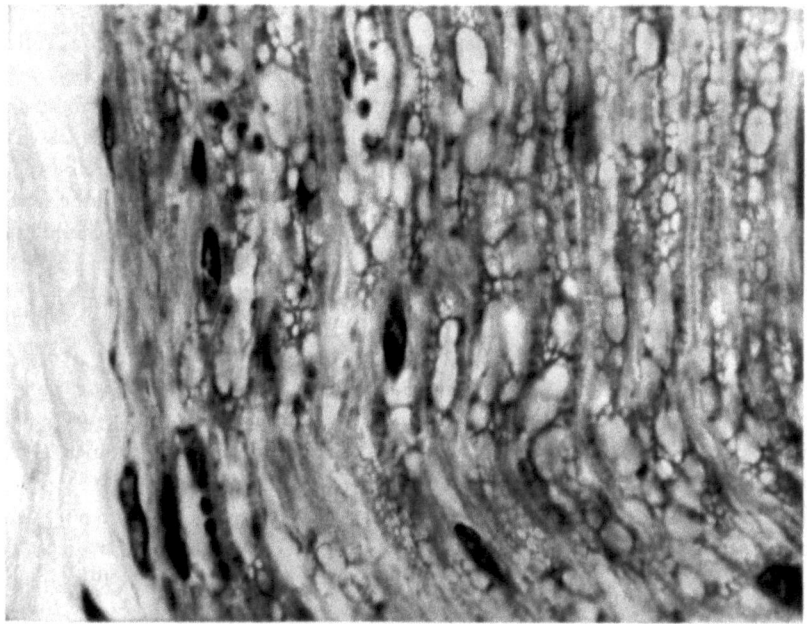

Abb. 19. Umschriebener kugeliger Myelinscheidenzerfall 3 Monate nach 5000 ro (Ratte Nr. L III, Nervus ischiadicus, längs, Klüver-Barrera, 1100×)

Somit waren in unseren lichtmikroskopischen Standardpräparaten die Strahlenspätveränderungen primär an den *Myelinscheiden* zu sehen. Diese wurden unregelmäßiger, wirkten stellenweise aufgetrieben und vacuolisiert und zerfielen schließlich in kleine kugelige Schollen (Abb. 19). In leichtem Maße sahen wir diese Befunde schon zwei Monate nach Bestrahlungsabschluß bei Totaldosen von 5000 ro und mehr. Nach weiteren 2—4 Monaten zeigten auch die mit 3000 ro und 4000 ro belasteten Nerven gleichartige Myelinscheidenveränderungen. Nach 6 Monaten erreichten sie als Maximum einen mittelschweren Grad, wiederum mit Betonung in den mit höheren Röntgendosen belasteten Nerven.

Die Stellen mit Markscheidenzerfall waren immer diffus verteilt. Dazwischen waren die Nervenfasern lichtmikroskopisch vielfach von ganz normaler Struktur.

An den *Schwann'schen Zellen* spielten sich in etwa gleichem Maße Veränderungen ab, hauptsächlich vermehrte Vacuolenbildungen und schließlich Zerfall.

Diese lichtmikroskopischen Befunde sind teilweise überraschend. Sie beweisen eindeutig die Existenz einer *direkten Strahlenspätschädigung am peripheren Nerven.* Die Veränderungen treten vor oder spätestens gleichzeitig mit den lichtmikroskopisch faßbaren Alterationen am angiomesenchymalen Gewebssystem auf. Mit dem Erscheinen von vasculären und bindegewebigen Läsionen lassen die am Nerven sich abspielenden Prozesse keine grundsätzliche Änderung erkennen. Ob es zu einer schnelleren Progredienz kommt, können wir auf Grund der bisherigen Beobachtungszeit nicht sicher sagen.

Selbstverständlich lassen die bisherigen Resultate keinen direkten Rückschluß auf die Humanmedizin zu. Der Mensch reagiert offensichtlich stärker mit narbigen Gewebsbildungen als die Ratte, so daß mechanische (narbenbedingte) oder vasculäre Faktoren mehr in den Vordergrund treten können.

In den ersten 6 Monaten nach einer Bestrahlung am pheripheren Nervensystem spielen bei der Ratte angiomesenchymale Alterationen keine entscheidende Rolle. Es ist jedoch anzunehmen, daß ihr Gewicht mit zunehmender Latenz größer werden wird. Zum Studium der weiteren Entwicklung haben wir eine Serie von bestrahlten Ratten für spätere Untersuchungen aufgehoben. Die bisherigen Befunde lassen den Schluß zu, daß primäre Nervenschädigungen lange vor einer funktionell faßbaren Störung erwartet werden müssen. Je nach der mesenchymalen Reaktionsbereitschaft einer Species, wird bei terminalen Zuständen, die pathogenetische Mischbilder darstellen, bald die vasculäre und (oder) bindegewebige oder auch die primär neurogene Schädigung bedeutungsmäßig im Vordergrund stehen.

4.1.2.3 Elektronenmikroskopische Befunde

Die letzten Jahre haben viele neue und faszinierende Erkenntnisse über den ultrastrukturellen Aufbau der peripheren Nerven gebracht (BISCHOFF [18], FRIEDE und SAMORAJSKI [26], POIRIER [55], SCHADÉ und FORD [62]). Sie haben erst den Zugang für die Aufklärung vieler pathologischer Prozesse geöffnet.

Einen Monat nach Bestrahlungsabschluß waren in unserem Material nur diskrete Veränderungen zu erfassen. Sie zeigten eine langsame Progredienz bis zu recht deutlichen Befunden nach 3 und 6 Monaten. Qualitativ änderte sich das Bild hingegen nicht. Die ersten pathologischen Befunde fanden wir im Bereich der *Achsenzylinder*.

Die *Neurofilamente* verlieren stellenweise ihre übliche Struktur und Anordnung, werden unscharf, zum Teil verklumpend oder sich auflösend (Abb. 20, 21, 22 und

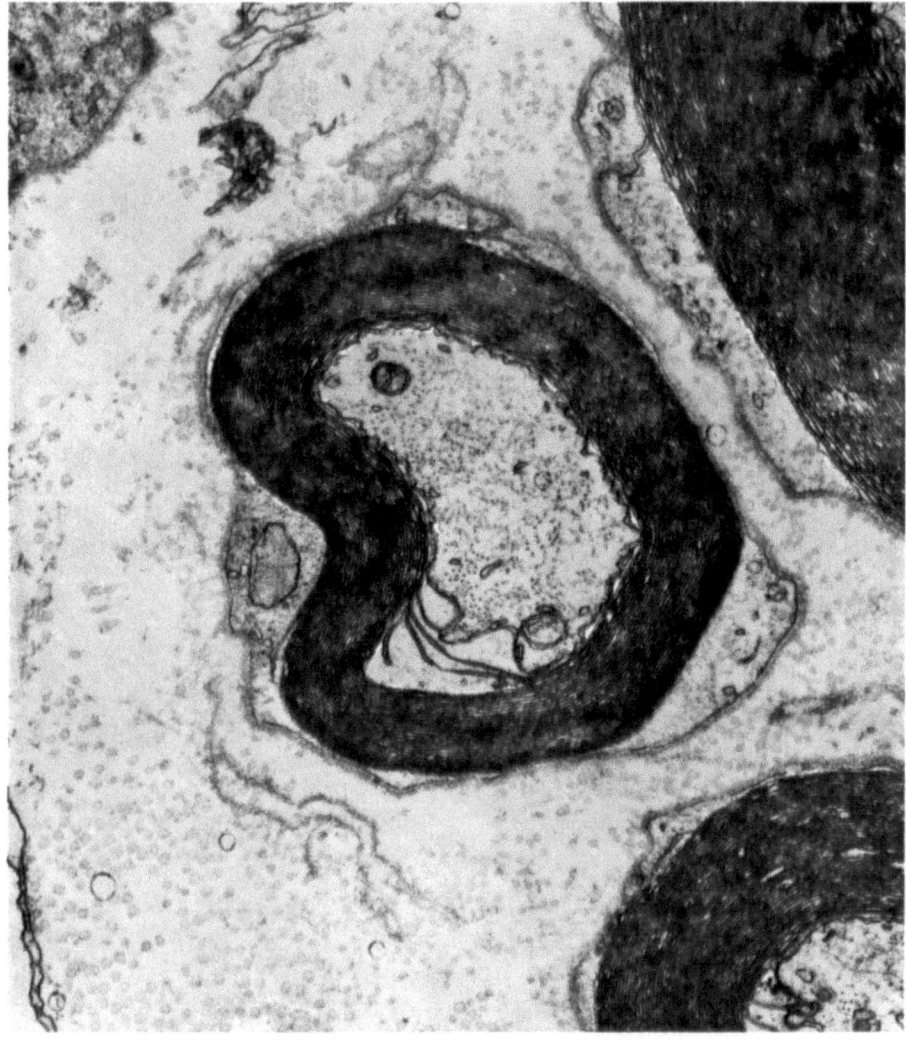

Abb. 20. Markhaltige Nervenfaser, 3 Monate nach 6000 ro. Intakte Myelinstruktur. Neurofilamente stellenweise unscharf, Schrumpfung des Axoplasmas (Ratte Nr. L IV, Nervus ischiadicus, quer, 29 700×)

23). Es scheint, daß sie teilweise ihre Anordnung in der Längsrichtung verlieren und somit auf dem Querschnitt ganz verschieden getroffen werden. Fast gleichzeitig kommt es zu einem Volumenverlust des Axoplasmas (Abb. 20 und 24) und sekundär scheinen auch die Markscheidenstrukturen beim Nachlassen des Axondruckes in ihrem Gefüge zu zerreißen. Die Aufsplitterung in Einzellamellen oder Lamellengruppen erfolgt überwiegend an der *„interperiode line"* und selten an der „major dense line" (Abb. 25). Artefakte sind nicht überall ausgeschlossen.

In der Folge schreiten Axon- und Markscheidenläsionen bis zum völligen Zerfall fort (Abb. 26 und 27).

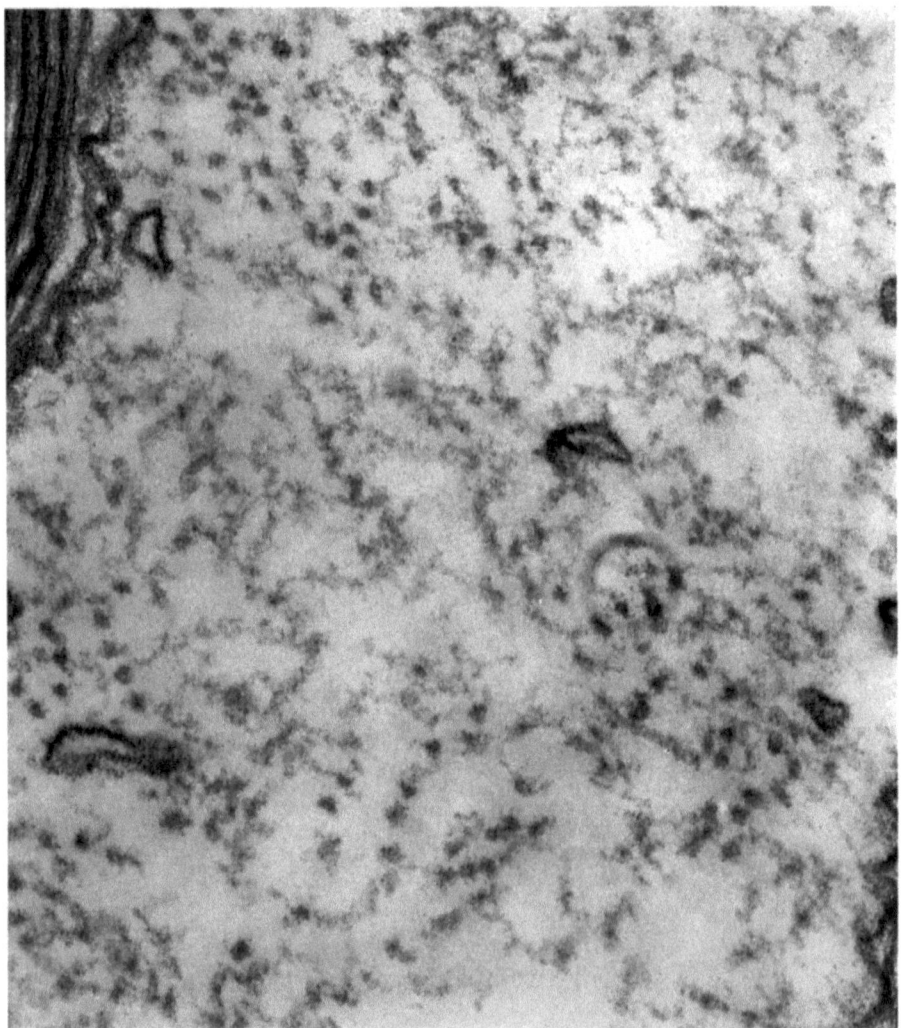

Abb. 21. Ausschnitt aus Abb. 20, Veränderung der Neurofilamentstruktur (Ratte Nr. L IV, Nervus ischiadicus, quer, 85 760×)

Dieser Ablauf mit den erst sekundären Markscheidenveränderungen ist gewissermaßen umgekehrt demjenigen, wie er bei primären Markscheidenerkrankungen, so zum Beispiel bei der diphtherischen Neuropathie, bei sogenannten Entmarkungskrankheiten oder der als tropische Ataxie in Nigeria (WILLIAMS und OSUNTOKAN [69]) beschriebenen Krankheit bekannt geworden ist.

Die lichtmikroskopisch vereinzelt dargestellten Markscheidenschollen dürften diesem elektronenmikroskopischen Bilde mit völligem Zerfall entsprechen. Gleichzeitig mit den ersten Veränderungen an den Neurofilamenten erscheinen die *Mitochondrien* intakt bzw. vermehrt, während das *endoplasmatische Reticulum* verdichtet wird. Die Myelinscheiden wirken zum Teil wegen der erwähnten Aufsplitterungen aufgetrieben.

Eine wesentliche Stütze der Theorie einer primären Axonschädigung stellt die

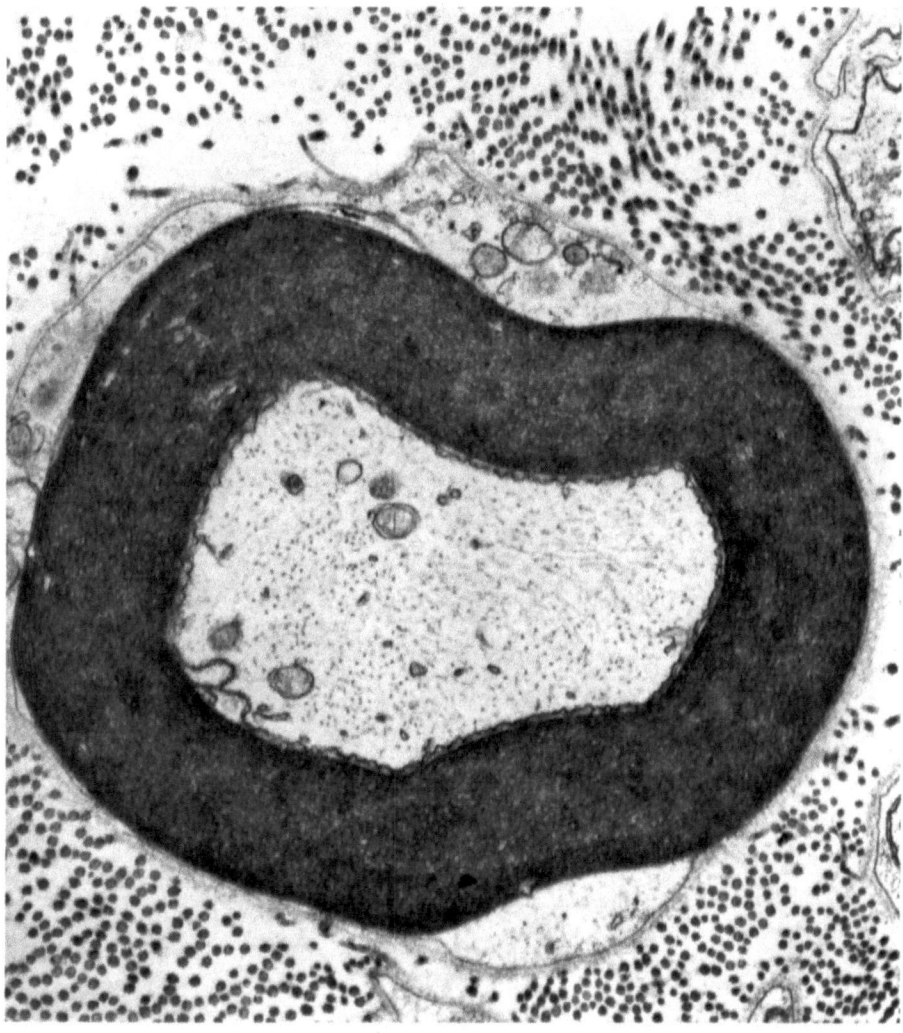

Abb. 22. Markhaltige Nervenfaser, 6 Monate nach 8000 ro. Intakte Myelinstruktur. Neurofilamente stellenweise unscharf, sich auflösend (Ratte Nr. O V, Nervus ischiadicus, quer, 29 700×)

Tatsache dar, daß auch *nicht myelinisierte Nervenfasern* gleichartige Kondensationsvorgänge und Strukturveränderungen zeigen, wie die Axone der myelinisierten Fasern (Abb. 28 und 29). Solche Befunde sind unseres Wissens als Strahlenspätschädigungen bisher nicht beschrieben worden. Die Axondegeneration erfolgt nicht in der Art und Weise, wie sie etwa für die *Wallersche Degeneration* von BISCHOFF [18] als charakteristisch beschrieben wurde. Wir konnten nirgends eine Axonschwellung mit einer Zunahme von endoplasmatischem Reticulum, Vesiceln, tubulären Elementen und Zisternenbildungen beobachten. Wahrscheinlich ist aber in diesem Zusammenhang auch bedeutsam, daß die Strahlenschädigungen zu einer chronischen und langsam verlaufenden Axondegeneration führen.

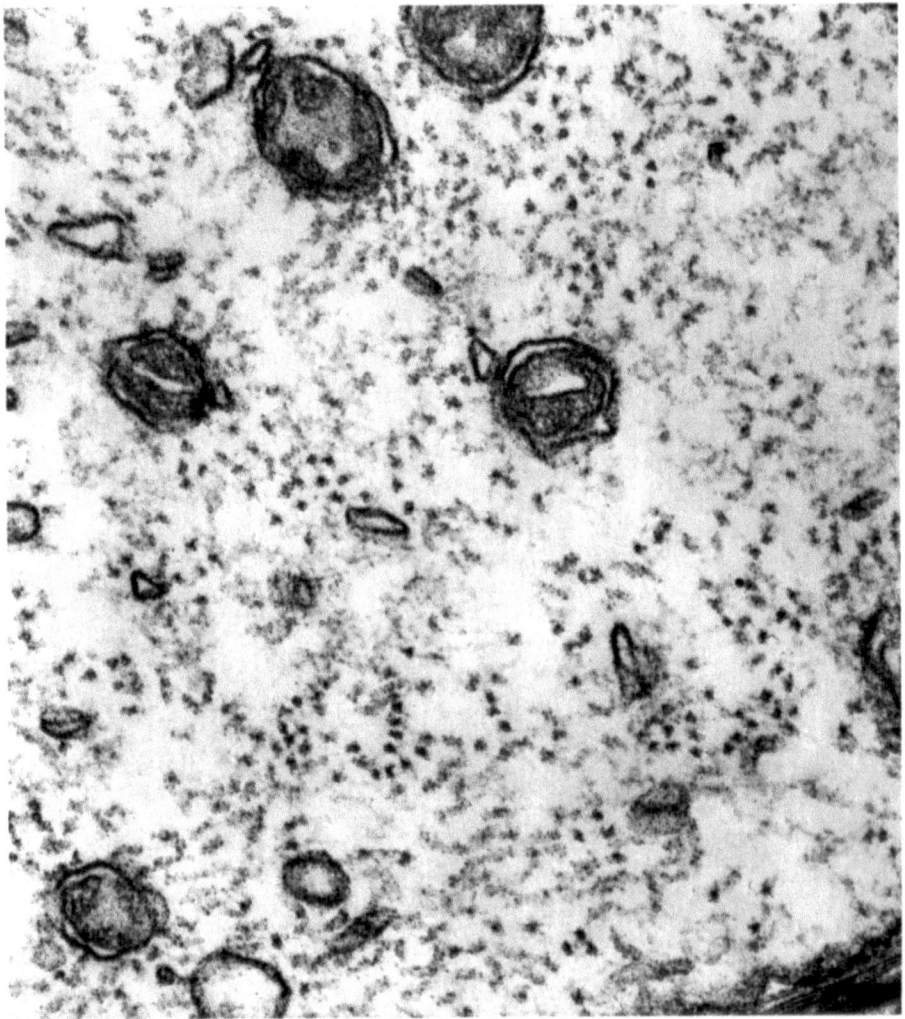

Abb. 23. Markhaltige Nervenfaser, 6 Monate nach 8000 ro. Neurofilamente deutlich verändert, unscharf, zum Teil sich auflösend, Mitochondrien intakt (Ratte Nr. O V, Nervus ischiadicus, quer, 85 760×)

Vereinzelt konnten wir in den betroffenen Achsenzylindern kleine, ziemlich dunkle Schollen erkennen, die den in den Schwann'schen Zellen in unseren Fällen recht oft vorkommenden *Glykogenschollen* sehr ähnlich sehen (Abb. 30). Ob ähnliche Substanzen vorliegen oder ob es sich eventuell lediglich um stark kondensierte Neurofilamente oder Neurotubuli handelt, können wir nicht entscheiden.

Parallel zu den Markscheidenschädigungen sind auch pathologische Prozesse an den *Schwann'schen Zellen* zu sehen: Die Bläschen nehmen an Zahl und zum Teil an Größe zu, Kern und Zelle wirken gequollen und schließlich zeigt sich eine völlige Desintegration der Organellen bis zum Zelluntergang.

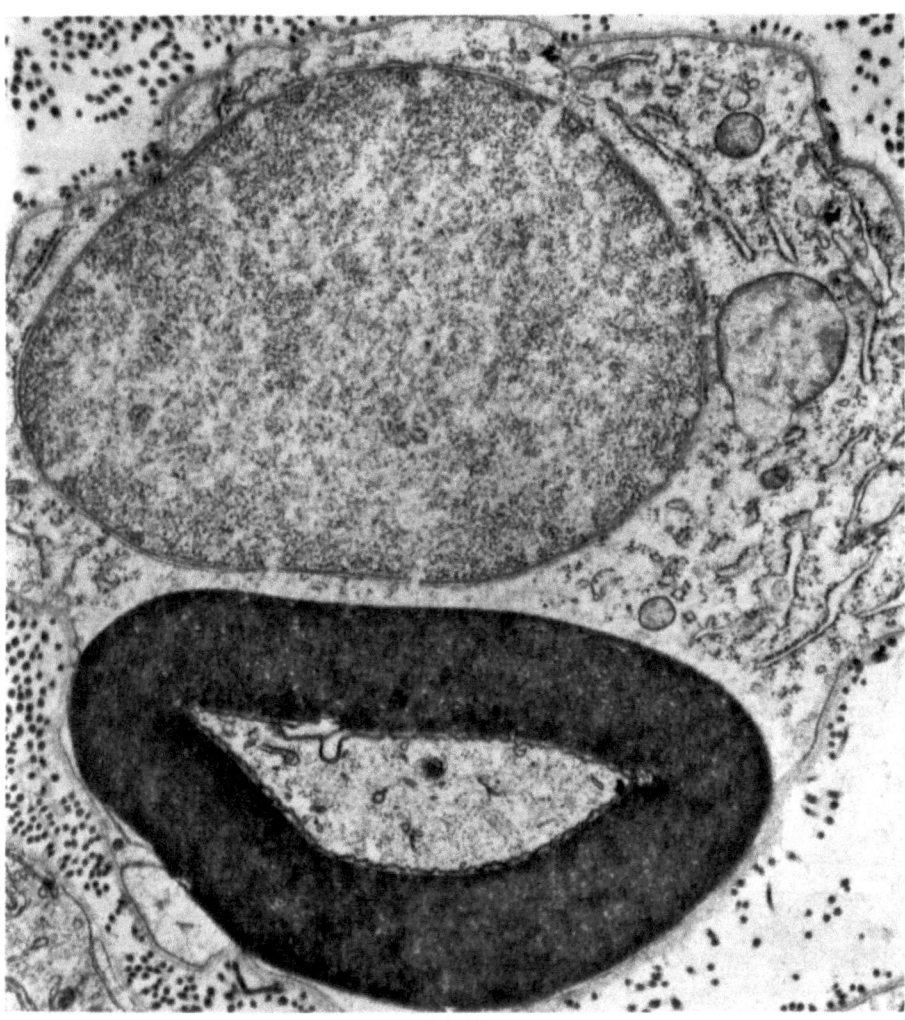

Abb. 24. Beginnende Schrumpfung des Axoplasmas bei völlig intakter Myelinstruktur, Kern der Schwann'schen Zelle aufgetrieben, 6 Monate nach 8000 ro (Ratte Nr. O V, Nervus ischiadicus, quer, 23 100×)

Zur gleichen Zeit als am Axon die erwähnten Läsionen erstmals in Erscheinung treten, zeigen sich die endoneuralen *Capillaren* strukturell nicht oder nur diskret verändert. Nach 6 Monaten wirkt das *Capillarendothel* häufig stärker gefältelt und gequollen mit etwas vielen Bläschen (Abb. 31). Diese Befunde sind jedoch recht diskret, so daß wir daraus nicht mit Sicherheit auf eine gestörte Permeabilität schließen möchten. Die *Basalmembran* erscheint vereinzelt geringgradig verdickt. Die *intercellulären Endothelverbindungen* sind überall intakt.

Am *endoneuralen kollagenen Bindegewebe* können wir keine sicheren Auffälligkeiten beobachten. Stellenweise besteht die Möglichkeit einer etwas veränderten Struktur. Das elektronenmikroskopische Bild gibt aber keine sichere Stütze für einen

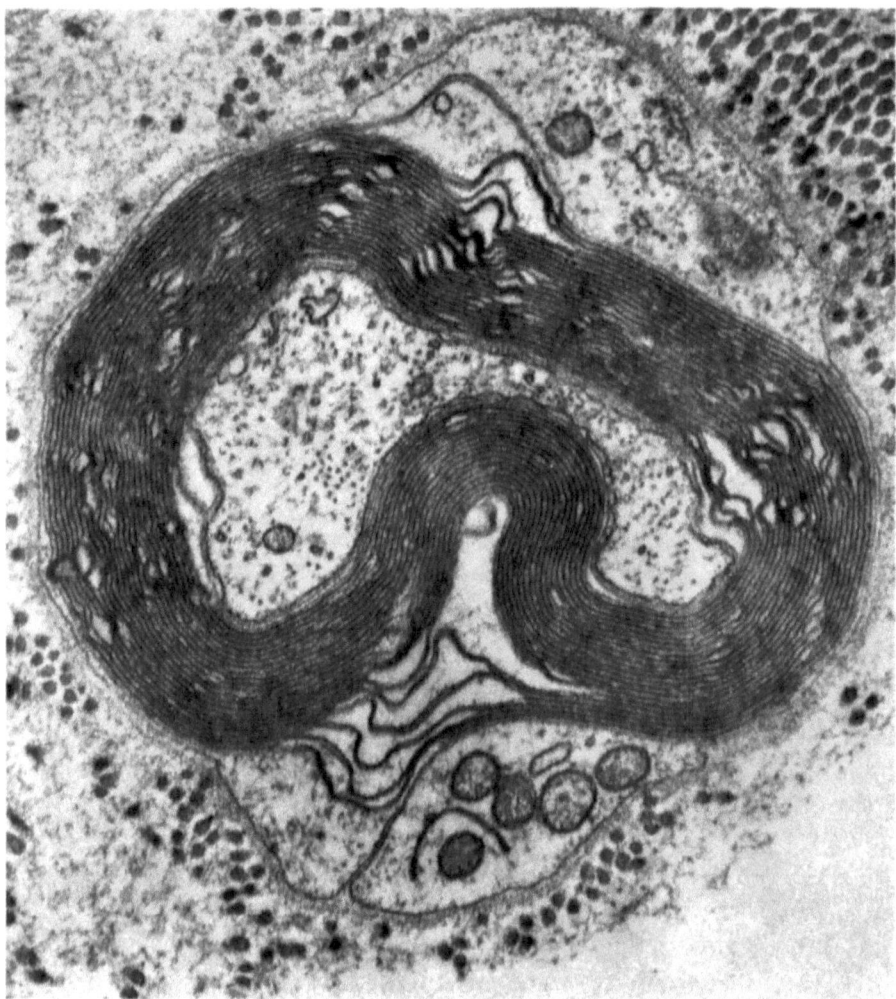

Abb. 25. Kondensation des Axoplasmas mit Alteration von Neurofilamenten und endoplasmatischem Reticulum. Beginnende Aufspleißung der Myelinscheiden, meistens an der „interperiode line", seltener an der „major dense line", 6 Monate nach 8000 ro (Ratte Nr. O V, Nervus ischiadicus, quer, 45 900×)

Strukturwandel am kollagenen Bindegewebe, wie er gut zu den erwähnten färberischen Alterationen im HE-Präparat passen würde.

Da unsere wichtigsten Befunde der bisher üblichen Annahme einer primär entscheidenden Bedeutung der vaskulären Veränderungen nicht entsprachen, haben wir versucht, weitere Erkenntnisse bezüglich der Permeabilität der bestrahlten endoneuralen Capillaren zu erhalten. Dazu haben wir *Thorotrastversuche* durchgeführt. Eine halbe und eine Stunde nach der intravenösen Injektion konnten die Thorotrastpartikel in den endoneuralen Capillaren des bestrahlten Nervus ischiadicus diffus verteilt vorgefunden werden (Abb. 32 und 33). Sie waren aber an keiner Stelle (abgesehen

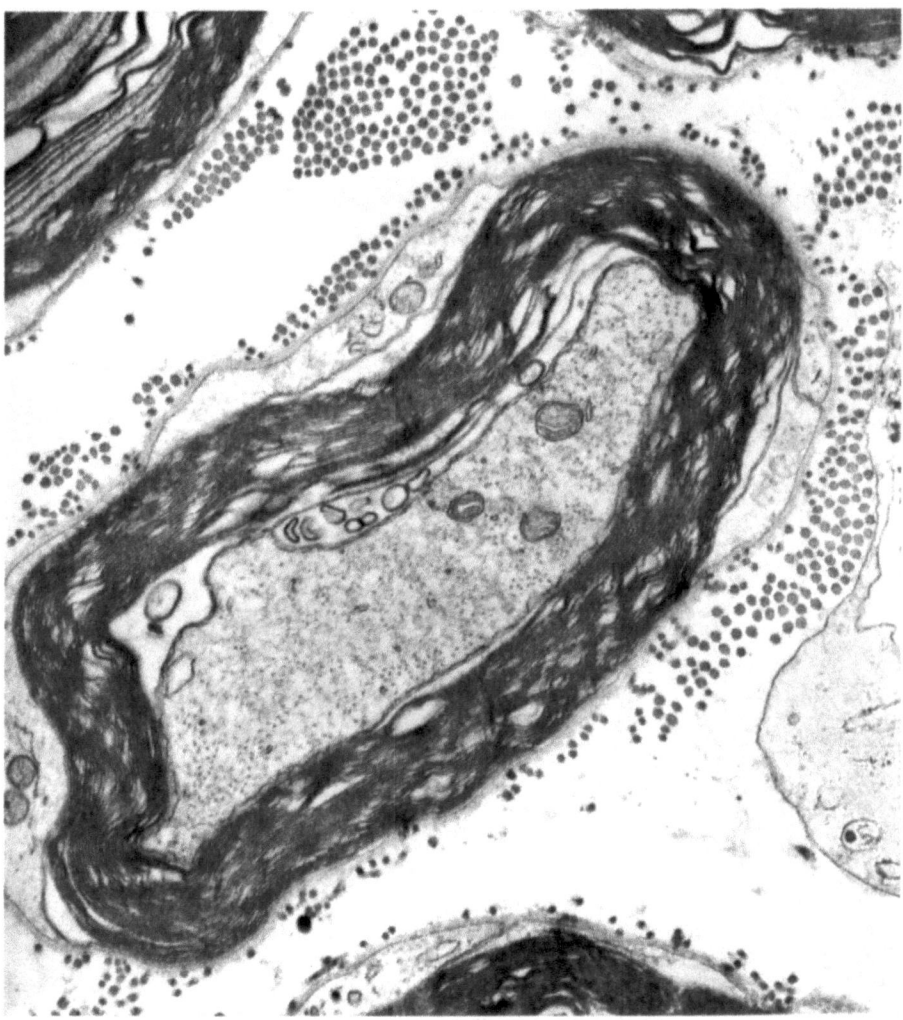

Abb. 26. Stärkerer Markscheidenzerfall, 6 Monate nach 8000 ro (Ratte Nr. O V, Nervus ischiadicus, quer, 29 700×)

von einzelnen Mikropinocytosevorgängen, die als normal zu betrachten sind) durch das Capillarendothel oder einen Intercellulärspalt ausgetreten, noch hatten sie sich besonders im Bereich der Capillarwand gehäuft. Daraus kann geschlossen werden, daß das Capillarendothel als Strahlenspätschädigung keine Durchlässigkeit für Thorotrastpartikel (und damit zum Beispiel auch für Eiweißmoleküle gleicher Größe) aufweist, wie wir das bei wesentlich gestörter Permeabilität annehmen müßten. Selbstverständlich ist damit ein abnormer Flüssigkeitsaustausch nicht ausgeschlossen. Die Annahme einer zentralen Bedeutung einer Permeabilitätsstörung, wie sie auch von ZEMAN [71] angenommen wird, ist dadurch aber fraglich geworden.

Die Interpretation aller Befunde ist nicht mit einiger Sicherheit möglich, da allzu viele Faktoren bei der Einwirkung ionisierender Strahlen von Bedeutung und viele

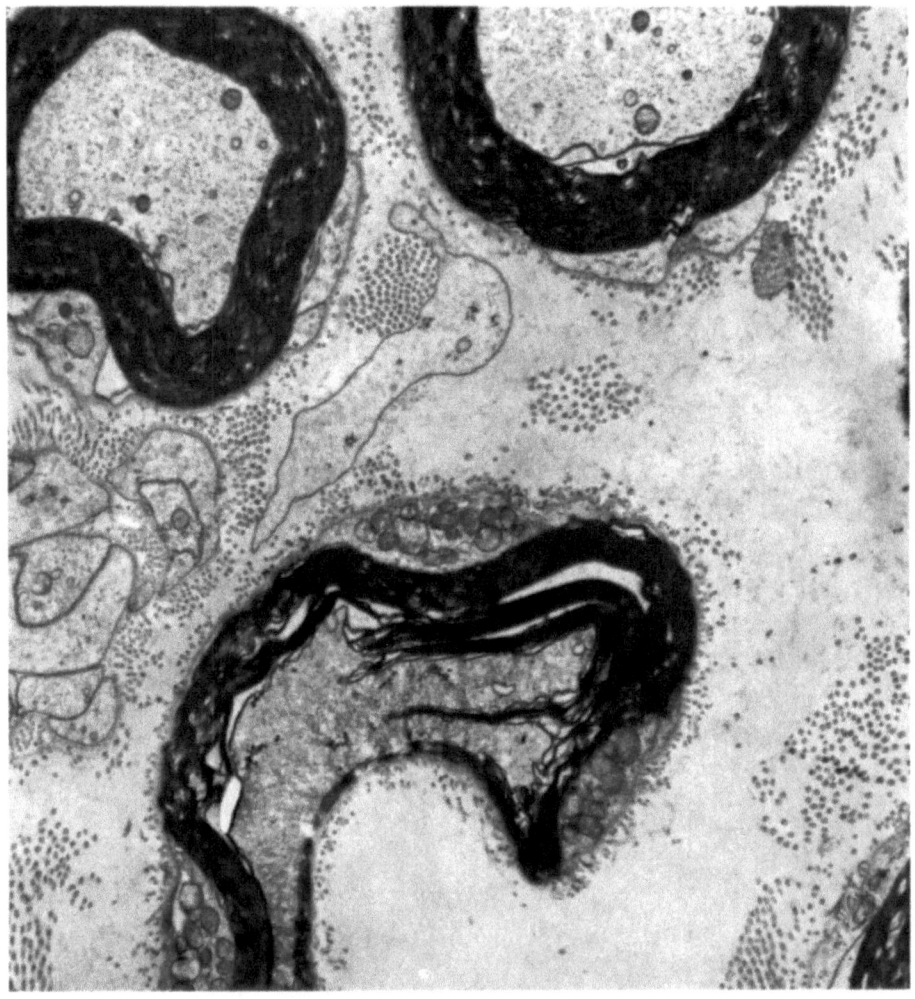

Abb. 27. Hochgradiger Markscheidenzerfall mit stark kondensiertem Axoplasma neben kaum veränderten Fasern, 6 Monate nach 8000 ro (Ratte Nr. O V, Nervus ischiadicus, quer, 14 850×)

dieser Punkte bis heute ungeklärt sind, beziehungsweise nur willkürliche Annahmen oder theoretische Überlegungen darstellen. Abgesehen von den Unterschieden hinsichtlich Species, Stamm und Einzelindividuum bezüglich der Radiosensibilität, sind unter anderem auch der Funktionszustand und der Flüssigkeitsgehalt der Einzelzellen von Wichtigkeit (RUGH [61]). ZEMAN [71] weist ferner darauf hin, daß auch in einem homogenen Verband keine zwei Zellen von ionisierenden Strahlen in gleicher Art und mit gleicher Intensität getroffen werden. Eine eventuelle Schädigung und die Gewebsantwort darauf wird also immer quantitativ und eventuell auch qualitativ verschieden sein.

Ausgehend von den erwähnten ultrastrukturellen Befunden bieten sich mehrere

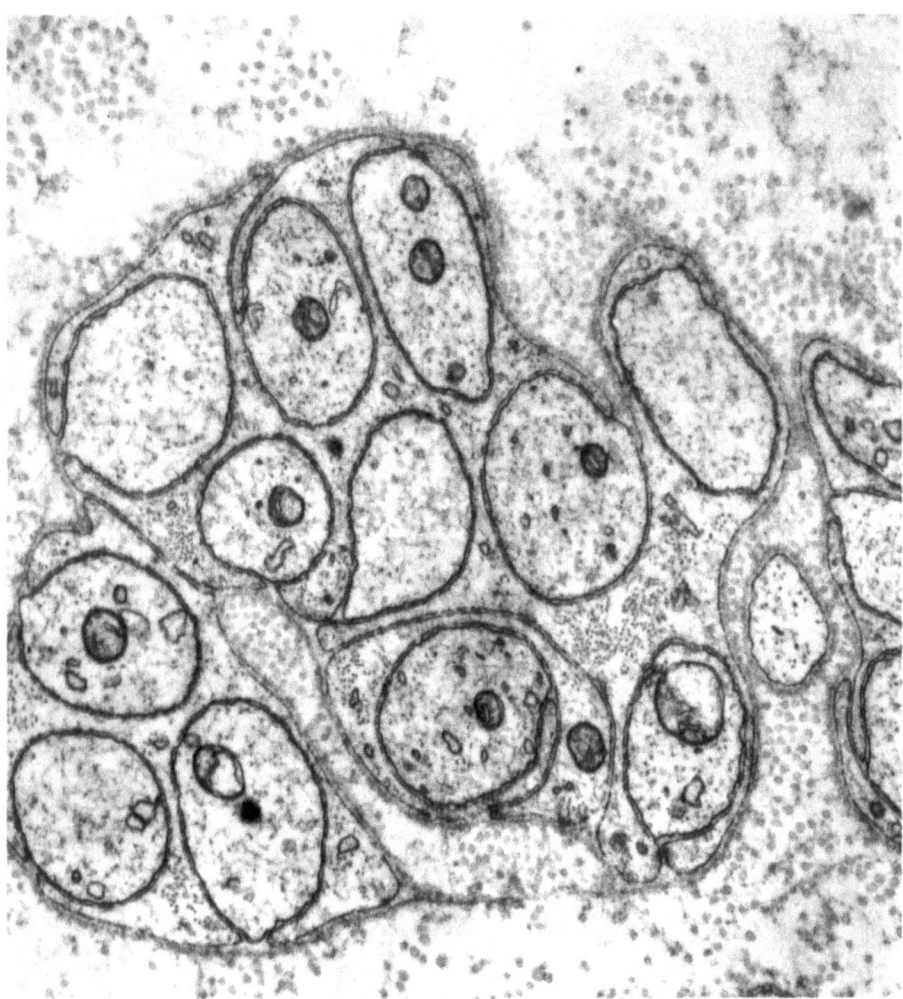

Abb. 28. Nicht myelinisierte Nervenfasern mit stellenweise deutlich strukturveränderten Neurofilamenten, 6 Monate nach 8000 ro (Ratte Nr. O V, Nervus ischiadicus, quer, 29 700×)

Interpretationen an. Als Ursache der dargestellten Veränderungen an den Nervenfasern kämen theoretisch in Frage:

a) Eine *funktionelle Schädigung* (im weitesten Sinne als Destruktion und narbige Umwandlung) an irgendeiner *proximal des untersuchten Schnittes* gelegenen Stelle mit sekundärer distaler Degeneration, teilweise als Ausdruck der distal gestörten Stoffwechselvorgänge. Diese Annahme ist schon deshalb unwahrscheinlich, als kein Grund für eine im Längsschnitt umschriebene, viel stärkere Strahlenschädigung vorliegt.

Ferner müßte man bei einer lokalen Läsion auf irgendeiner Höhe mit sekundärer distaler Degeneration ähnliche Vorgänge erwarten, wie sie nach einer mechanischen Schädigung mit Wallerscher Degeneration gefunden werden. Dies ist aber, wie wir gesehen haben, nicht der Fall.

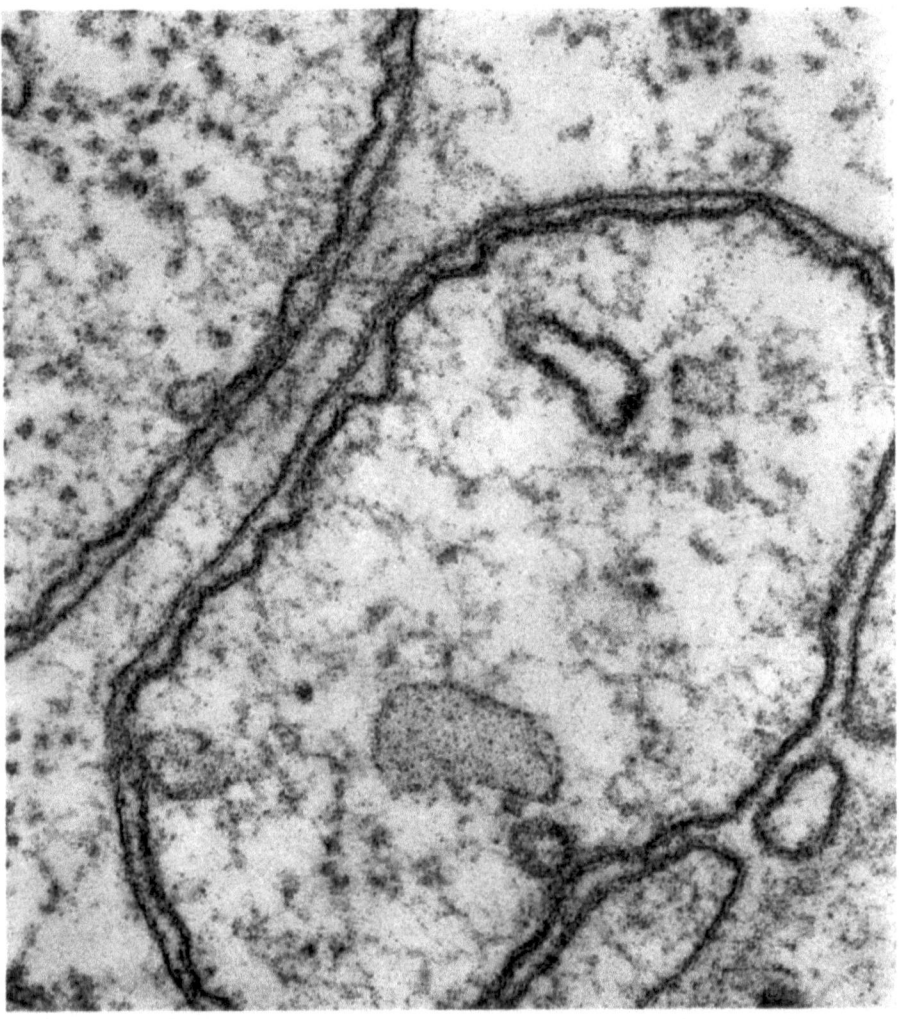

Abb. 29. Nicht myelinisierte Nervenfaser mit veränderter Struktur der Neurofilamente und des endoplasmatischen Reticulums, 6 Monate nach 8000 ro (Ratte Nr. O V, Nervus ischiadicus, quer, 148 500×)

    b) Eine *primäre Läsion der Axonmembran*. Dabei würde der gegenüber der Umgebung im Axon erhöhte Druck wegen Flüssigkeitsaustritt durch die Membran nachlassen. Es käme zur Axonschrumpfung mit sekundär gestörtem Axonstoffwechsel und schließlich zur Axondegeneration. Zwei Punkte sprechen gegen diese Annahme. Erstens sahen wir an keiner Stelle ein sicheres Ödem. Zudem werden zum Beispiel nach einem akuten Strahlentrauma ausgedehnte Ödeme auf Grund von Permeabilitätsstörungen ohne entsprechende Befunde am Axon gesehen. Zweitens sind in unserem Material in vielen Fällen die Neurofilamente pathologisch verändert, noch bevor es zu einer erkennbaren Axonschrumpfung kommt, während das Umgekehrte nicht zu finden ist.

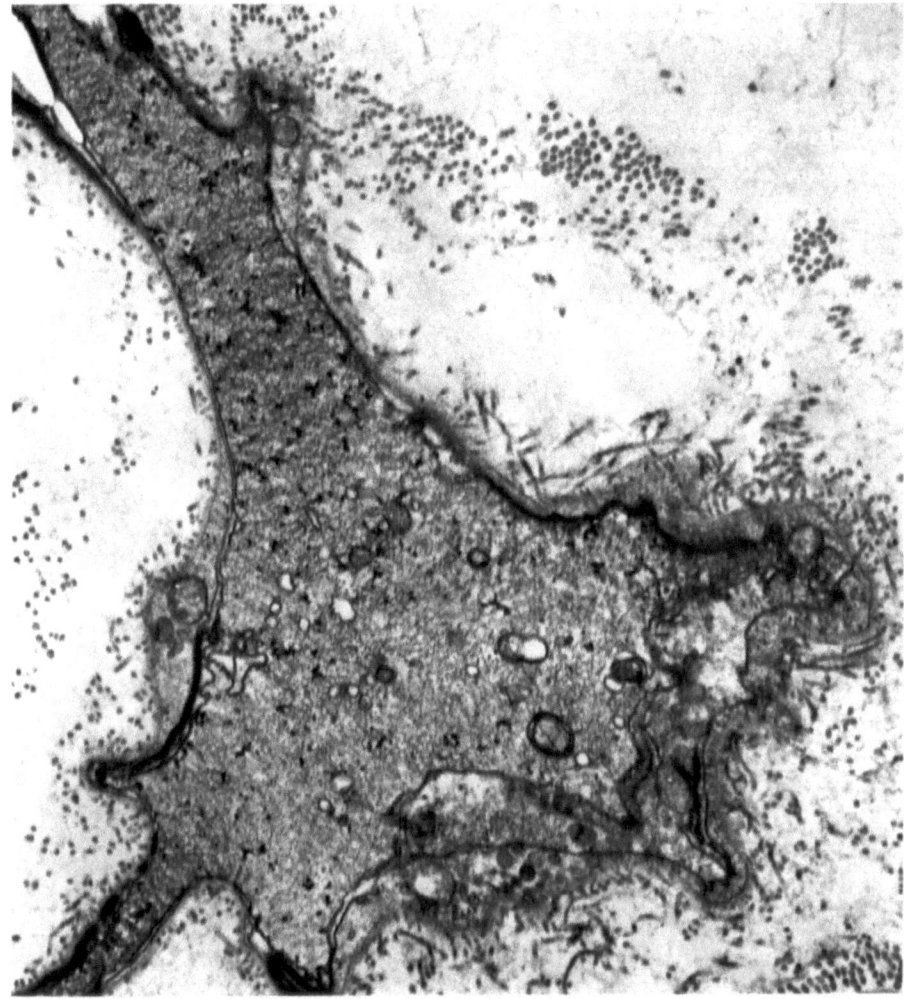

Abb. 30. Stark geschrumpfte nicht myelinisierte Nervenfaser mit ungeklärten dunklen Schollen, 6 Monate nach 8000 ro (Ratte Nr. O V, Nervus ischiadicus, quer, 18 175×)

c) Eine *primär endoaxonale Läsion*, das heißt des Axoplasmas, der Neurofilamente oder eines anderen seiner Bestandteile. Unsere Befunde scheinen uns am ehesten im Sinne einer *Läsion der Neurofilamente* interpretiert werden zu müssen. Der Schlüssel zu dieser Frage läge aber auf dem Gebiete der Strahlenbiochemie und der Strahlenhistochemie, wobei die heutigen Kenntnisse nicht ausreichen, um eine abschließende Antwort zu geben. Histochemische Untersuchungen, wie sie von KREUTZBERG und WECHSLER [40] sowie vor allem MORGAN-HUGHES und ENGEL [49, 50] an unbestrahlten Nerven durchgeführt wurden, könnten im Rahmen der Strahlenspätsyndrome weitere Erkenntnisse bringen.

Für einen primär radiochemischen Effekt am Axoplasma oder eines anderen Bestandteils des Axons, außer der Neurofilamente, haben wir vorderhand weder posi-

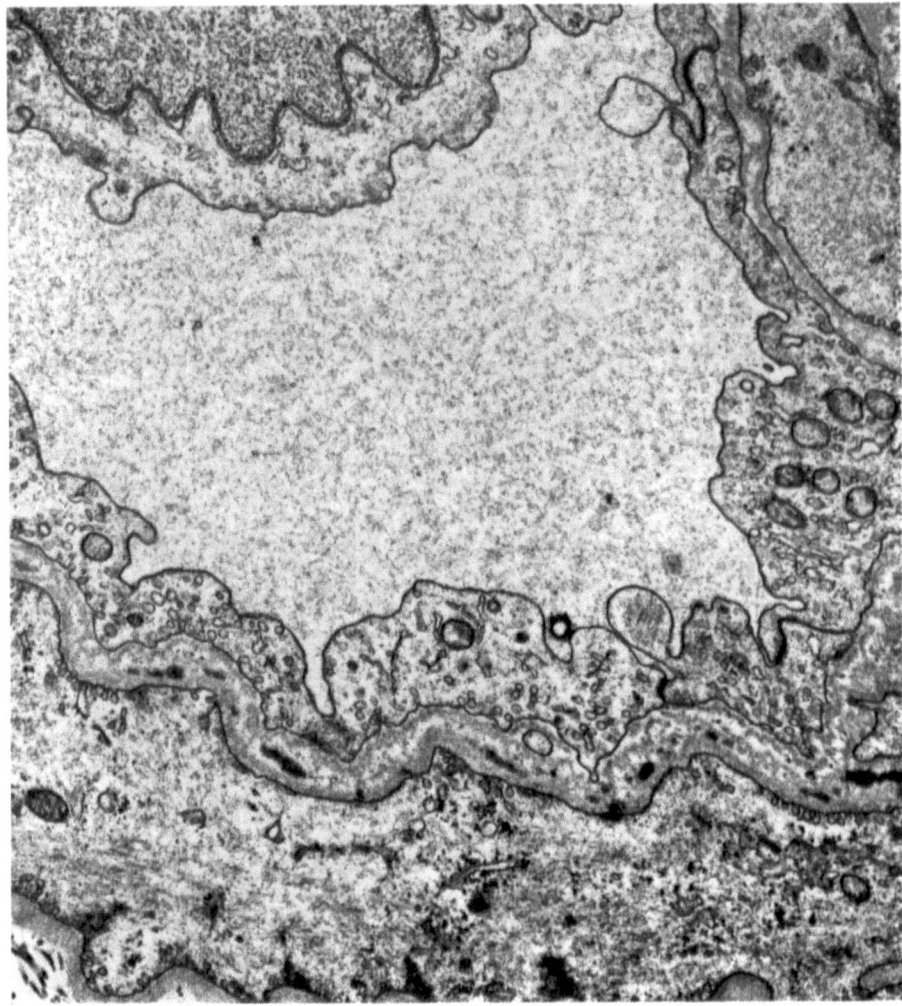

Abb. 31. Endoneurale Capillare mit leicht veränderter Struktur (Endothel stärker gefältelt, vermehrt Bläschen enthaltend, Basalmembran leicht verdickt), 6 Monate nach 8000 ro (Ratte Nr. O V, Nervus ischiadicus, quer, 18 175×)

tive noch negative Hinweise. Somit steht die Annahme einer *primären radiogenen Strukturänderung am Eiweißmolekülgefüge der Neurofilamente* im Vordergrund. ZEMAN [71] betrachtet jedoch auf Grund seiner Berechnungen eine wirksame radiogene Eiweißmolekülschädigung am peripheren Nerven als unwahrscheinlich. Die Wahrscheinlichkeitsrechnung spreche auch gegen eine Strahlenschädigung einzelner seltener, eventuell in einer Zelle alleiniger Enzyme. Die Auswirkungen von Protein-Bestrahlungen in vitro und die Protein-Biosynthese nach Bestrahlungen wurden von STREFFER [66] ausführlich zusammengestellt. Aus den erwähnten Untersuchungen geht aber keine Beantwortung unserer Frage hervor. Es muß vorderhand offen blei-

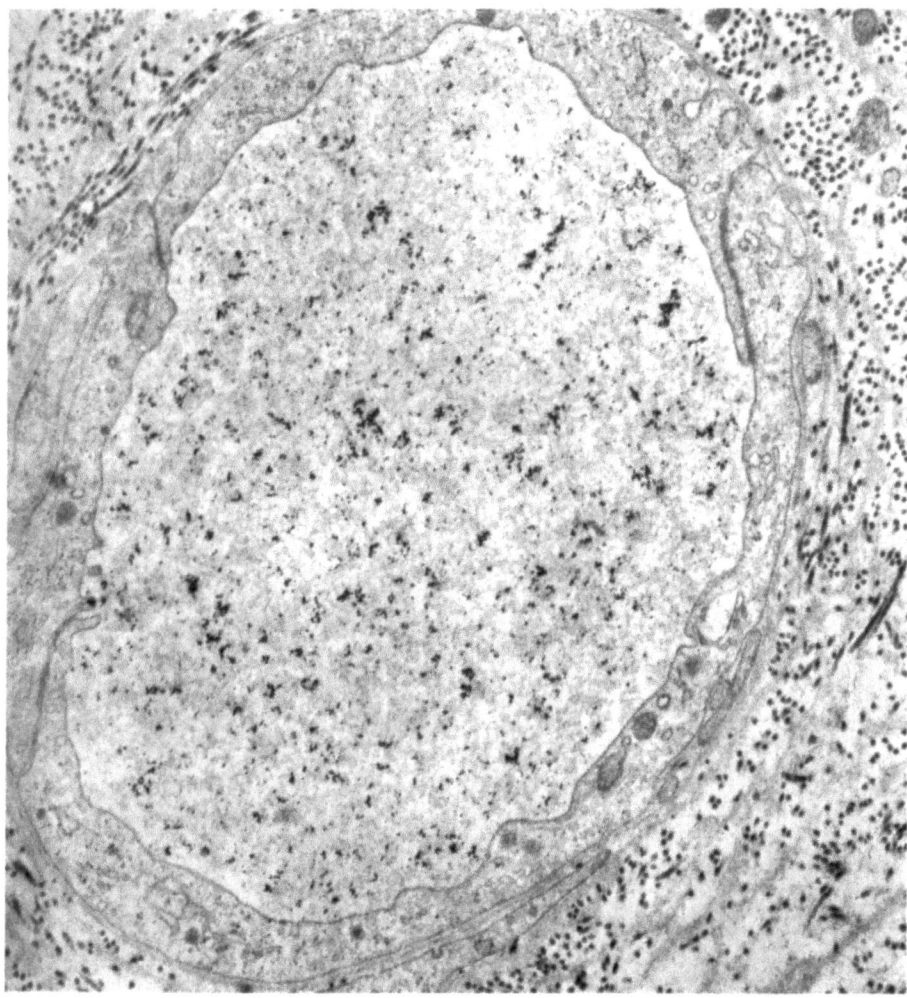

Abb. 32. Normale endoneurale Capillare mit diffus verteilten Thorotrastpartikeln, eine halbe Stunde nach intravenöser Injektion, 6 Monate nach 8000 ro (Ratte Nr. O V, Nervus ischiadicus, quer, 18 175×)

ben, ob tatsächlich eine primär strukturelle Änderung in den Neurofilamenten vorkommt. Mehr als von einer theoretischen Wahrscheinlichkeit können wir noch nicht sprechen.

Trotz dieser vielen offenen Fragen, die zu weiteren Untersuchungen Anregung sein sollen, haben unsere elektronenmikroskopischen Befunde doch einige neue Aspekte geliefert. So scheint dem Strahlenspätsyndrom am peripheren Nerven weder primär eine vasculäre und (oder) mesenchymale Reaktion noch eine primäre Markscheidendegeneration zugrunde zu liegen. Die ersten Veränderungen am fraktioniert bestrahlten Nervus ischiadicus bei Ratten sahen wir am Axon im Sinne einer Desintegration der Neurofilamente und einer Schrumpfung des Axoplasmas.

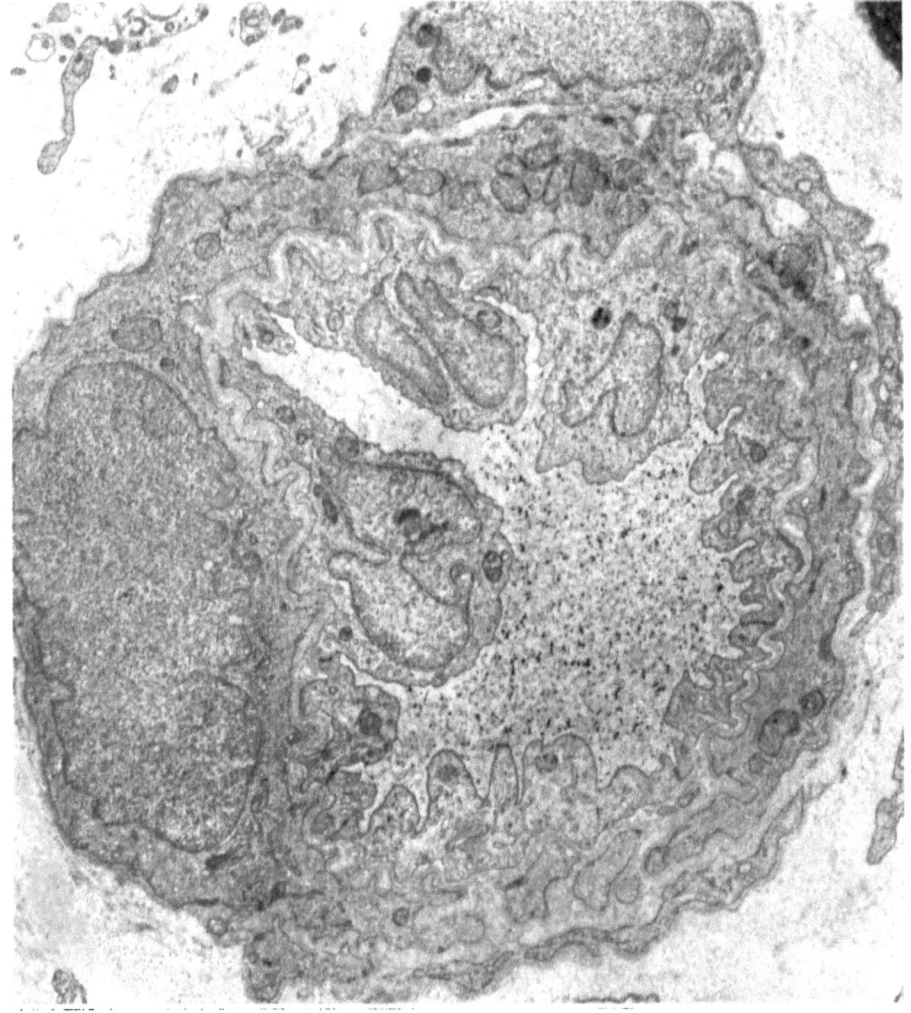

Abb. 33. Veränderte endoneurale Capillare mit leicht verdickter Basalmembran und gequollenem Endothel, Thorotrastpartikel eine Stunde nach intravenöser Injektion diffus verteilt, nur durch Mikropinocytose an einer Stelle (unten) ausgetreten (Ratte Nr. O V, Nervus ischiadicus, quer, 9200×)

4.1.2.4 Messungen der Leitungsgeschwindigkeit der Aktionspotentiale nach ionisierender Bestrahlung

Wir haben bei 6 mit 5000 ro am linken Nervus ischiadicus bestrahlten Ratten 3 Monate nach Bestrahlungsabschluß Messungen der Leitungsgeschwindigkeit in der eingangs erwähnten Art und Weise durchgeführt. Unsere licht- und elektronenmikroskopischen Untersuchungen haben gezeigt, daß in jenem Zeitpunkt bereits leichte aber eindeutige morphologische Alterationen an den bestrahlten Nervenfasern vorlagen.

Solche Untersuchungen sind mehrfach (vergleiche Einleitung), meistens zur Untersuchung von Frühschädigungen und nach Einzeitbestrahlungen, durchgeführt worden. Die Resultate sind bekannt. Sie haben gezeigt, daß auch das periphere Nervensystem nicht derart strahlenresistent ist, wie das vielfach angenommen worden ist. Nach Einzeitbestrahlungen mit 1000—3000 r wurde initial eine kurz dauernde Amplitudenzunahme und eine parallele Erhöhung der Leitungsgeschwindigkeit nachgewiesen (DAWSON und ROSEN [24]). In der Folge zeigte sich bei Versuchen an Ratten und Fröschen parallel der Dosis eine *Abnahme der Amplitudenhöhe der Aktionspotentiale und der Leitgeschwindigkeit* bis zum totalen Leitungsblock. Am strahlen-

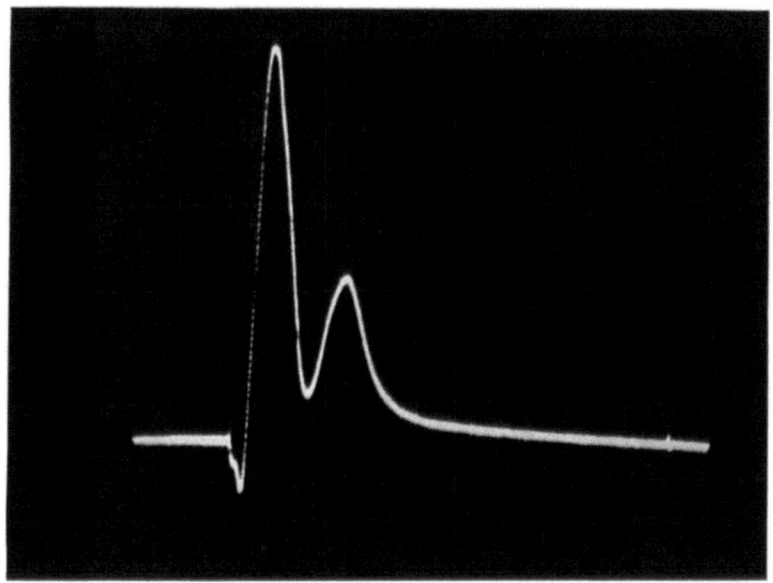

Abb. 34. Normales Aktionspotential (Alpha-Beta-Gipfel) bei Reizversuch, drei Monate nach 5000 ro

resistentesten erwiesen sich die Beta-Fasern, gefolgt von den Alpha-Fasern und den am strahlenempfindlichsten Gamma-Fasern. Dies bedeutet, daß am bestrahlten Nerven die Aktionspotentiale der Gamma-Fasern zuerst abnehmen und verschwinden. Eine Untersuchung der Spätresultate (3—11 Monate nach Bestrahlung des Nervus ischiadicus bei Ratten mit 3mal 1000 rl im Abstand von 2 Tagen) durch LINDER [44] ergab keine Veränderungen der Erregbarkeit sowie der Leitungsgeschwindigkeit der Aktionspotentiale, während bereits etwa 25% der Fälle herdförmige morphologische Veränderungen in Form von Nervenfaserdegenerationen und Bindegewebsreaktionen zeigten.

Unsere Messungen ergaben folgende *Resultate:* Die *Form der Aktionspotentiale* bei bestrahlten und unbestrahlten Nerven ist nicht erkennbar verschieden (Abb. 34). Zur Darstellung kommen nur *Aktionspotentiale von A-Fasern,* immer mit einem hohen *Alpha-Gipfel,* häufig, besonders am ersten Ableitungspunkt, mit einem isolierten oder partiell mit dem Alpha-Gipfel verschmolzenen *Beta-Gipfel* und nur selten mit einem flachen und schlecht ausmeßbaren *Gamma-Gipfel*. Die Leitungsgeschwindigkeit beträgt als Durchschnittswert bei den Alpha-Fasern (Beta-Fasern) der Kontrollnerven minimal 64 (14) und maximal 114 (27) m/sec mit einem *Mittelwert von 84 (18) m/sec.* Die bestrahlten Nerven lassen nachstehende Zahlen messen: minimal 60 (16), maximal 103 (29); *Mittelwert 80 (22) m/sec.* Dies bedeutet, daß zur Zeit der Untersuchung noch genügend intakte Nervenfasern vorhanden waren, um eine völlig normale Funktion zu gewährleisten. Dieses „negative" Resultat beweist einmal mehr, *daß bei intakter Funktion sehr wohl eindeutige morphologische Veränderungen bestehen können:* Erst wenn diese ein bestimmtes Maß überschreiten, kommt es zu einer funktionellen Leistungseinbuße.

5. Zusammenfassende Diskussion
der experimentellen Resultate

Bei den mit 5000 ro bestrahlten Ratten konnte 3 Monate nach Bestrahlungsabschluß mittels *Reizversuchen* am isolierten Nervus ischiadicus keine Funktionsstörung nachgewiesen werden. Die *Aktionspotentiale* zeigten normale Form und die *Erregungsleitungsgeschwindigkeit* war ebenfalls im Rahmen der Norm. Bei ähnlicher Versuchsanordnung sind früher von LINDER [44] bereits gleichartige Befunde beschrieben worden. Dieses Resultat läßt den Schluß zu, daß für das Auftreten einer funktionellen Störung ein gewisses Mindestmaß an Nervenfaserschädigung überschritten werden muß.

Bei der *lichtmikroskopischen* Betrachtung sahen wir die ersten Veränderungen am Nerven selbst in Form von *Axonverdichtungen* und eigenartigen längsovalen Formveränderungen vieler myelinisierter Nervenfasern. Vereinzelt ließen die Markscheidenpräparate ein deutlich verkleinertes Axonvolumen erkennen. Dann zeigten sich *Unregelmäßigkeiten der Myelinstruktur und der Schwann'schen Zellen* in einzelnen Schnitten. Diese Befunde waren langsam progredient bis zu stellenweise *völligem Zerfall der Myelinscheiden*.

Angiomesenchymale Alterationen sahen wir bei den bestrahlten Rattennerven erst etwas später als die Nervenfaserschädigungen. Dabei zeigte sich der vasculäre Faktor leicht betont.

Diese lichtmikroskopischen Befunde sprechen für eine *primäre Schädigung neuraler Strukturen durch ionisierende Strahlen*. Im Falle eines sekundären Strahleneffektes als Folge einer primären, vasculären und bindegewebigen Läsion müßten letztere im zeitlichen Ablauf früher gesehen werden. Die lichtmikroskopischen Befunde zeigen erwartungsgemäß eine leichte Progredienz mit zunehmender Latenzzeit, beziehungsweise Strahlendosis. Im Verlaufe von 6 Monaten nach der Bestrahlung ist es aber nur zu leichten und selten zu mittelschweren Veränderungen gekommen. Ein gültiger Vergleich zur Humanmedizin ist aus dieser Entwicklung bei der Ratte nicht abzuleiten. Sicher darf aber mit qualitativ gleichartigen Veränderungen gerechnet werden. Eine eventuell unterschiedliche Strahlenresistenz der Nervenfasern selbst und auch eine quantitativ andere angiomesenchymale Reaktion werden sich hauptsächlich auf die Dynamik des ablaufenden Prozesses auswirken, nicht aber auf dessen grundsätzliche Aspekte.

Die wesentlichsten *elektronenmikroskopischen Befunde* sind schematisch in der Abb. 35 in ihrer zeitlichen Reihenfolge dargestellt. Dabei lassen sich im Verlaufe von 6 Monaten *vier verschiedene Stadien* der Strahlenspätschädigungen feststellen:

a) Zuerst werden die *Neurofilamente* der myelinisierten und der nicht myelinisierten Axone unschärfer, was auf eine *Strukturänderung* hinweist.

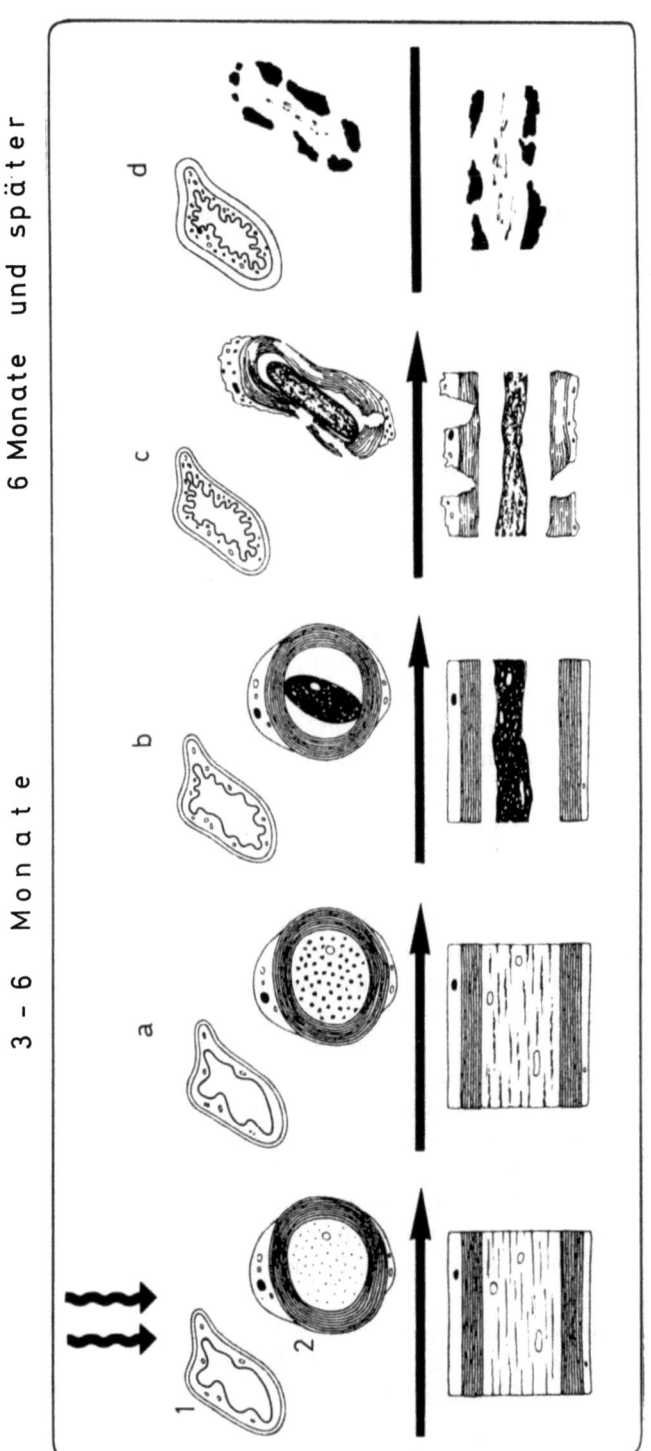

Abb. 35. Schematische Darstellung der elektronenoptisch faßbaren Spätschädigungen nach Bestrahlung des Nervus ischiadicus bei Ratten (siehe Text)

b) Die „Axonstruktur" verdichtet sich durch ein Zusammenrücken der progredient veränderten Neurofilamente. Das *Axon schrumpft*. Gleichzeitig treten angedeutete Veränderungen am *Capillarendothel* auf: vermehrte Fältelung und eventuell leichte Zunahme der Bläschen.

c) Die myelinisierten Nervenfasern mit *alteriertem Axon* zeigen eine meistens längsovale *Formveränderung*. An den nicht myelinisierten Nervenfasern sind letztere unregelmäßig. Gleichzeitig sind erste Schädigungen an der *Schwann'schen Zelle* und *Myelinscheidendefekte* erkennbar. Die erwähnten Veränderungen an den *endoneuralen Capillaren* nehmen leicht zu, die *Basalmembranen* sind etwas verdickt.

d) *Einzelne Nervenfasern sind völlig zerfallen* bei leichter Progredienz der *capillären Alterationen.*

Diese Befunde bestätigen den lichtmikroskopischen Eindruck einer primären Veränderung an den Nervenfasern selber. *Zuerst lassen sich Strukturveränderungen an den Neurofilamenten erkennen.*

Zum Studium der im Rahmen von Strahlenschädigungen mehrfach erwähnten Permeabilitätsstörungen (McCUTCHEON [46], MELLICK und CAVANAGH [47, 48], ROTHENBERG [59]) haben wir Untersuchungen nach intravenösen *Thorotrast-Injektionen* durchgeführt. Dabei zeigte sich kein Austritt durch das Capillarendothel, abgesehen von einzelnen normalen Pinocytosevorgängen. Die Capillarendothelien sind somit nach einer Bestrahlung im Rahmen des Spätsyndromes nicht für Thorotrastpartikel durchgängig. Dies spricht unseres Erachtens gegen eine während der Beobachtungszeit pathogenetisch bedeutsame Permeabilitätsstörung.

Die Gesamtheit der Befunde läßt die bisher in der Regel vertretene Auffassung eines primär vasculär-mesenchymalen Strahlenspätsyndromes nicht mehr zu. Die frühere Interpretation ist allerdings aus den klinischen Spätresultaten heraus gut verständlich, stehen doch hier beim Menschen fast immer die neuralen Veränderungen, vor allem makroskopisch, im Hintergrund. Sofern man nur das Spätsyndrom als Zustand und nicht dessen Entwicklung betrachtet, so darf man auch heute noch die angiomesenchymalen Alterationen in den Mittelpunkt rücken. Dies gilt aber nicht für die pathogenetisch wichtigen primären Veränderungen, wo *strahlenbedingte biochemische Strukturveränderungen* auch am Nerven selbst zu suchen sind.

Durch die Einwirkung der ionisierenden Strahlen werden die verschiedenen neuralen, vasalen und mesenchymalen Strukturen gleichzeitig getroffen und in Abhängigkeit von Dosis und Strahlenempfindlichkeit mehr oder weniger geschädigt. Je nach der Reaktionsfähigkeit, der jeweiligen Stoffwechselsituation und dem Grad der Schädigung werden in der Folge die pathologischen Prozesse parallel oder zeitlich gestaffelt und mit unterschiedlicher Geschwindigkeit ablaufen. Ihr Fortschreiten führt zwangsläufig zu Situationen, bei denen das eine Gewebssystem wegen seinen Veränderungen auf die Umgebung Rückwirkungen haben wird. Es kommt zu sekundären Schädigungen. So wird mit der Zeit vor allem die vasculäre Störung zu ungünstigen Einflüssen auf bindegewebige und neurale Strukturen führen. Sicher ist dies aber zu Beginn des sogenannten Strahlenspätsyndromes nicht so, haben wir doch eindeutig die ersten Alterationen am Axon festgestellt. Diese Läsion wiederum erzeugt sekundär eine Struktur- und Funktionsänderung der Myelinscheiden.

Wahrscheinlich werden nach der Strahlenexposition mit Läsion an bestimmten Axonstrukturen die entsprechenden Vorderhornganglienzellen in einen Zustand erhöhter Funktion versetzt, um eventuell über einen gesteigerten Axoplasmastrom

Abbau- und Reparationsvorgänge zu begünstigen. Solche Vorgänge sollten schon sehr frühzeitig nach einer Strahlenschädigung, ähnlich wie bei einer mechanischen Einwirkung (zum Beispiel einer Nervendurchtrennung), erwartet werden. Ob sie auch nach einer Strahlenschädigung, die offensichtlich nach einem einmal gesetzten Schaden sehr langsam progredient verläuft, in gleicher Weise morphologisch erkennbar wären, wissen wir nicht. Wir haben Rückenmarksuntersuchungen zu Beginn unserer Experimente unterlassen, weil wir nicht eine primäre Axonschädigung erwartet hatten. Später haben wir darauf verzichtet, da uns die elektronenmikroskopischen Befunde genügend beweisend schienen. Künftig wären diesbezügliche Verlaufsbeobachtungen, allerdings besonders in der Frühphase im Hinblick auf die Dynamik des ablaufenden Prozesses, recht interessant. Wahrscheinlich führt die Progredienz des peripheren Geschehens mit der totalen Nervenfaserzerstörung schließlich zu einem Untergang der zugehörigen Vorderhornganglienzellen.

Unsere lichtmikroskopischen Befunde stehen in Einklang mit den elektronenoptischen Bildern. Sie sind aber naturgemäß nicht in der Lage, zusätzliche Informationen zu liefern. Im Verlaufe der Beobachtung über 6 Monate nach Bestrahlungsabschluß fanden wir am Nervus ischiadicus der Ratte lichtmikroskopisch nur relativ leichte Veränderungen, wobei diese an den Nervenfasern denjenigen am angiomesenchymalen Gewebe vorausgingen beziehungsweise vorher erkennbar waren.

Wie groß die Anzahl der ausfallenden Nervenelemente sein muß, bis eine Funktionsstörung in Erscheinung tritt, können wir nicht entscheiden. Vielleicht werden noch spätere Untersuchungen darüber Aufschluß geben. Wir schätzen die bisher bei unseren Spätuntersuchungen ausgefallenen Nervenfasern auf 5 bis maximal 10%. Diese Zahl scheint noch nicht für eine erkennbare Funktionsstörung zu genügen.

6. Pathophysiologie der Strahleneinwirkungen am peripheren Nerven

Im einzelnen ist die Wirkungsweise der ionisierenden Strahlen auf das periphere Nervensystem auch heute noch unbekannt. Wir wissen einzig, daß bei naturgemäß gleichzeitiger Einwirkung auf das Gesamtgewebe die ersten licht- und elektronenmikroskopisch erkennbaren Veränderungen am Axon selbst zu finden sind. Diese Fakten konnten wir experimentell nachweisen. Wir glauben auch, daß unsere Befunde für eine *primäre Schädigung im Bereiche der Neurofilamente* und weniger am Axolemm sprechen. Ferner scheinen angiomesenchymale Schädigungen zu Beginn im Hintergrund zu stehen. Sicher ist die bisherige Annahme einer primären rein vasculär-bindegewebigen Strahlenschädigung mit einer sekundären Einwirkung auf das Nervengewebe unrichtig.

Die verschiedenen Parameter, welche die Strahlenwirkung beeinflussen, sind mehrfach angedeutet worden. Ungelöst sind aber, hauptsächlich das periphere Nervensystem betreffend, die zugrunde liegenden *biochemischen Vorgänge*. Wie und in welchem Maße werden die ionisierenden Strahlen vom peripheren Nerven und dessen mesenchymalen Strukturen absorbiert? Findet die Absorption der Strahlenenergie in einem biologisch bedeutungsvollen Molekül statt und führt dessen strahlenchemische Umwandlung zur Schädigung des bestrahlten Gewebes? Oder handelt es sich um eine indirekte Strahlenwirkung, indem die Strahlenenergie zum Beispiel von Wassermolekülen absorbiert wird und die gebildeten Radikale ihrerseits auf biologisch wichtige Moleküle einwirken? Dies sind einige zentrale Fragen der Strahlenbiochemie am peripheren Nerven. Experimentell sind solche Fragen hauptsächlich an Ribonucleinsäuren, Desoxyribonucleinsäuren und Enzymen studiert worden, wie sie am peripheren Nerven keine oder eine nur unbedeutende Rolle spielen. Die neue Literatur findet sich bei STREFFER [66], GERBER, LADNER und Mitarb. [32] und BRINKMAN [20] zusammengestellt. Strahlenschädigungen und Reparationsvorgänge an diesen Strukturen sind selbstverständlich nicht kritiklos auf andere Substanzen übertragbar. So kommt der Strahleneinwirkung zum Beispiel auf die „Matrizenfunktion" der Desoxyribonucleinsäure mit ihren lebensnotwendigen genetischen Informationen eine ganz andere Bedeutung zu, als etwa der Bestrahlung relativ unspezifischer Proteinverbindungen der „Peripherie". Entsprechend haben die ionisierenden Strahlen auf den Doppelstranghelix der Desoxyribonucleinsäure eine andere und bedeutungsvollere Wirkung als etwa auf die anders strukturierten Polypeptidketten der Neurofilamente.

Nach den mathematischen Überlegungen von ZEMAN [71] wäre die Trefferwahrscheinlichkeit an diesen Polypeptidketten der Neurofilamente zu klein, als daß auf diesem Wege eine entscheidende Schädigung bei Bestrahlungen im Dosis-Normbereich erwartet werden dürfte. Andererseits gibt es keine sicheren Hinweise dafür, daß die Strahlenschädigungen in diesem Gebiet einer statistischen Verteilung folgen. Unseres Erachtens könnte *die Wirkung ionisierender Strahlen* eventuell über radiogene Radikale an den Neurofilamenten das Auftreten von Strahlenschäden, scheinbar entgegen mathematischen Überlegungen, erklären, wie dies zum Beispiel auch für gewisse Kettenbrüche an den Desoxyribonucleinsäuremolekülen gefunden wurde.

Wir vermuten, daß eine direkte oder indirekte Strahleinwirkung an gewissen Stellen der Neurofilament-Polypeptidketten vorkommt und daß diese durch die Ionisation eine Strukturänderung erfahren, welche schließlich zu ihrer Zerstörung führt. Daneben ist auch eine strahlenbedingte Schädigung gewisser Moleküle der Axonmembran mit konsekutivem Flüssigkeitsaustritt aus dem Axon und erst sekundärer Schädigung der Axonstrukturen selbst zu erwägen. Unsere Befunde lassen diese zwei Möglichkeiten nicht mit letzter Sicherheit unterscheiden, wenn wir auch entschieden dazu neigen, die elektronenmikroskopischen Befunde entsprechend einer primären Strukturänderung der Neurofilamente zu deuten.

Ähnliche Vorgänge (zum Beispiel Polypeptidkettenbrüche) könnten für einen stellenweisen Strukturwandel am endoneuralen kollagenen Bindegewebe verantwortlich sein. Im Verlaufe unserer Beobachtungszeit konnten wir derartige Vorgänge aber nicht sichern.

Für den weiteren Verlauf, das heißt für die von uns untersuchten Spätschädigungen, spielt selbstverständlich die Gesamtheit aller Veränderungen mit vielfältigen Wechselwirkungen eine Rolle. In fortgeschrittenen Stadien der Strahlenschädigungen läßt sich aus dem pathomorphologischen Bild keinerlei Rückschluß auf den Beginn und primären Verlauf ableiten. Je nach dem strukturellen Aufbau, der Reaktionsfähigkeit und der Strahlenempfindlichkeit der bestrahlten biologischen Systeme können die einen oder die anderen Komponenten im Vordergrund stehen oder in den Vordergrund treten. Es ist ohne Zweifel so, daß beim Menschen in Spätstadien angiomesenchymale Veränderungen mit sekundären Rückwirkungen auf das Nervengewebe äußerst bedeutsam sind und eventuell weitgehend für die funktionellen Störungen verantwortlich sein können. Bei den Ratten scheinen die angiomesenchymalen Veränderungen auf Grund unserer bisherigen Resultate eher weniger intensiv zu sein und erst mit entsprechend größerer Latenz aufzutreten. In jedem Falle bewirken aber ionisierende Strahlen an allen Geweben mehr oder weniger ausgeprägte biochemische Strukturänderungen, die in ihrer Gesamtheit zu einem langsam progredienten Strahlenspätsyndrom führen.

7. Zusammenfassung

Strahlenspätschädigungen im Bereiche des peripheren Nervensystems können auch bei korrekt durchgeführter Bestrahlung maligner Geschwülste als Nebeneffekte auftreten. Wir haben 36 eigene Fälle von sicheren oder sehr wahrscheinlichen Strahlenspätschädigungen zusammengestellt. 31mal bestanden Paresen des Plexus cervicobrachialis, 2mal des Plexus lumbosacralis, 2mal eine Femoralisparese und 1mal eine Ulnarisparese. Schon allein aus anatomischen Gründen ist der Plexus cervicobrachialis bei Bestrahlungen im Schulterbereich ziemlich stark ionisierenden Strahlen ausgesetzt.

In unseren Fällen lag die Strahlendosis fast durchwegs im üblichen Therapiebereich. Die Latenzzeit bis zum Auftreten der ersten Symptome betrug 4 Monate bis 17 Jahre, mit einem Durchschnitt von knapp 4 Jahren für die große Gruppe der Armplexusparesen, bei denen in vier Fünfteln die ersten Symptome sensibler Natur waren. Die Hälfte aller Patienten mit Armplexusparesen klagte höchstens über leichte Schmerzen. Bei der anderen Hälfte bestanden teilweise sehr heftige Schmerzzustände. Besonders in Fällen mit Lymphödem (zwei Drittel der Armplexusparesen) mag der subjektiven Gefühlsstörung teilweise ein Karpaltunnelsyndrom zugrunde liegen. Knapp ein Drittel unserer Fälle von Armplexusparesen zeigte objektive vasculäre Symptome wie Pulslosigkeit, Blutdruckdifferenzen, pathologisches Arteriogramm oder Phlebogramm.

Die Ausfälle begannen, außer zweimal (C_5), in den Segmenten C_6 bis C_8 mit leichter Betonung von C_8.

Bei den operierten Fällen fanden sich ausgedehnte narbige Verwachsungen, die zum Teil die Nervenstränge stark einschnürten. Entsprechend stark waren im histologischen Bild die angiomesenchymalen Alterationen, neben zum Teil ausgedehntem Markscheidenzerfall.

Die Prognose der Strahlenspätsyndrome ist schlecht, mit einer meistens langsamen Progredienz, die bei unseren Patienten mit Armplexusparesen in zwei Dritteln der Fälle zu einer totalen Gebrauchsunfähigkeit der entsprechenden Extremität geführt hatte. Eine kausale Behandlung ist nicht bekannt. Die Neurolyse ist schwierig und führt im günstigsten Falle immer nur zu vorübergehenden Besserungen. In diesem Sinne sprechen auch unsere experimentellen Befunde. Bei begleitendem Karpaltunnelsyndrom könnte dessen chirurgische Behandlung günstig wirken.

Die Diagnose eines Strahlenspätsyndromes darf nur per exclusionem (Tumorinfiltration!) gestellt werden.

In einem Fall haben wir das pathologisch-anatomische Bild nach einer Bestrahlung ohne funktionelle Ausfälle untersucht. Trotzdem fanden wir eindrückliche peri- und endoneurale Bindegewebsvermehrungen und stellenweise einen scholligen Myelinscheidenzerfall.

An Ratten haben wir ein der Bestrahlung beim Menschen analoges Experiment am Nervus ischiadicus durchgeführt und in der Folge die Spätveränderungen bis 6 Monate nach Bestrahlungsabschluß untersucht. In verschiedenen Gruppen wurde mit 3000 ro bis 8000 ro Totaldosis bestrahlt.

In der Beobachtungszeit haben wir keine funktionellen Störungen festgestellt und auch die Reizleitungsgeschwindigkeit erwies sich 3 Monate nach Bestrahlungsabschluß am isolierten Nerv als im Bereich der Norm.

Langsam progrediente Veränderungen konnten lichtmikroskopisch mit zunehmender Latenz und steigender Strahlendosis mit den *ersten Befunden an den Nervenfasern* (Struktur- und Formveränderungen am Axon, Markscheidenunregelmäßigkeiten bis Markscheidenzerfall) frühestens 2 Monate nach Bestrahlungsabschluß bei Dosen von 5000 ro und mehr gesehen werden. Im ganzen waren die Veränderungen eher leichter Natur. Dies trifft auch für die selten von zelligen Reaktionen begleiteten angiomesenchymalen Alterationen zu.

Der Verdacht einer primären Schädigung am Achsencylinder wurde durch die elektronenmikroskopischen Bilder bestätigt. *Unsere Befunde sprechen für eine primäre Schädigung und Strukturänderung im Bereiche der Neurofilamente mit Axonschrumpfung und sekundärem Markscheidenzerfall.* Die nicht myelinisierten Fasern werden von den Strukturveränderungen in gleichem Maße betroffen. Die endoneuralen angiomesenchymalen Veränderungen treten auch elektronenoptisch erst etwas später in Erscheinung. Mittels Thorotrastinjektionen ist für diese Substanz keine gestörte endoneurale Capillarpermeabilität feststellbar gewesen.

Die beschriebenen Resultate beweisen eine strahlenbedingte direkte Nervenschädigung im Rahmen des Strahlenspätsyndromes. Diese läuft offenbar primär parallel den angiomesenchymalen Veränderungen ab und zeigt erst später sich eventuell potenzierende Wechselwirkungen zu diesen. Das komplexe Endstadium läßt über Entstehung und Entwicklung keine Aussagen mehr zu. Die Art der biochemischen Strukturveränderungen am Axon ist ungeklärt. In den Vordergrund der Diskussion möchten wir eine primäre, durch ionisierende Strahlen bedingte Läsion der Polypeptidketten der Neurofilamente stellen.

8. Summary

Late irradiation damage of the peripheral nervous system may occur as a complication of correctly applied irradiation of malignant growths. We have collected 36 cases of certain, or very probable, late irradiation damage. In 31 cases there was paresis of the cervicobrachial plexus, in 2 of the lumbosacral plexus, in 2 of the femoral nerve and in 1 of the ulnar nerve. For strictly anatomical reasons the cervicobrachial plexus is exposed rather openly to ionizing rays when the shoulder region is irradiated.

In our cases the radiation dose was almost always within the usual therepeutical range. In the large group of brachial plexus paresis the latency period until manifestation of the first symptoms was between 4 months and 17 years with an average of almost 4 years. In four fifths of these cases the first symptoms were of sensory nature. One half of the patients with brachial plexus paresis were free of pain or complaining of only light pain, the other half had at times very severe pain. Mostly in the cases with lymphedema (two thirds of the brachial plexus paresis), a carpal tunnel syndrome may in part have been causing the disturbance of sensory function. Nearly one third of our cases of brachial plexus paresis showed objective vascular symptoms, e. g. pulselessness, difference in blood pressure, a pathological arteriogram or phlebogram. With the exception of 2 cases (C5), the defects began in the segments of C6 to C8 with a slight inclination towards C8.

In the operated cases there were large scarry areas with sometimes severe pressure on the nerves. Accordingly, the histological picture showed angiomesenchymal alterations and sometimes severe disintegration of myelin sheaths.

Prognosis of the late irradiation damage syndrome is grave, with mostly slow progression leading in two thirds of our patients with brachial plexus paresis to total functional disability of the affected limb. A causal treatment is not known. Neurolysis is difficult and offers at best only transient improvement. This is confirmed by our experimental findings. Surgical treatment may be beneficial for an associated carpal tunnel syndrome.

Diagnosis of late irradiation damage syndrome may only be made by exclusion (tumor infiltration!).

We have done a pathologic anatomical examination after irradiation in a case without functional deficiencies. Nevertheless, we found an impressive increase of peri- und endoneural connective tissue and in some places a disintegration of myelin sheaths.

We have experimentally irradiated the sciatic nerve in rats analogous to irradiation in man, and have subsequently examined late irradiation damages up to 6 months. In different groups the total dose was between 3000 and 8000 rads surface dose.

During the time of observation we didn't find any functional impairment, and 3 months after termination of irradiation the conducting speed of the isolated nerve was within normal limits.

Under the light microscope, the alterations slowly progressing with increasing latency period and increasing radiation dose were first observed on the nerve fibers two months after termination of irradiation and with doses of 5000 rads and more (alterations of structure and shape of the axon, irregularities and deterioration of myelin sheaths). Generally, the alterations were of only minor degree. This ist true also for the angiomesenchymal changes, rarely accompanied by cellular reactions.

These findings under the light microscope indicate a primary irradiation damage of neural structures. If there were a secondary irradiation effect as a sequelae to a primary vascular and connective tissue lesion, the latter would have to be observed earlier in the course. A valid analogy, however, to human medicine can not be made by observation of the course in the rat. But we may certainly assume qualitatively similar alterations. A potentially different resistance to irradiation of the proper nerve fibers and a quantitatively different angiomesenchymal reaction will mainly influence the dynamics of the developing process, but not its basic aspects.

The pertinent findings by electrone microscopy may be divided into four different stages of late irradiation damage during the course of 6 months:

a) Neurofilaments of myelinized and nonmyelinized axons get less distinct.

b) Axon structure gets denser by closing up of the progressively altered neurofilaments. The axon shrinks. Simultaneously, minimal changes of the capillary endothel occur: Increased wrinkling and somethimes slight increase of the number of blisters.

c) The myelinized nerve fibers with altered axons show a mostly longitudinally oval deformation. In the nonmyelinized nerve fibers the latter are irregular. Simultaneously, early damages of Schwann's cells and myelin sheaths are recognizable. The above mentioned alterations of the endoneural capillaries are slightly increasing, the base membranes have slightly thickened.

d) Some individual nerve fibers have completely disintegrated, and there is slight progression of capillary changes.

These findings confirm the impression obtained by light microscopy, of a primary alteration of the proper nerve fiber. *The first alterations to be recognized are those of neurofilament structure.*

The nonmyelinized fibers show structure changes of the same degree. After Thorotrast injections, there was no recognizable impairment of endoneural capillary permeability for this substance.

The described results prove a direct nerve damage by irradiation leading to the late irradiation syndrome.

Apparently, this damage primarily develops parallel to the angiomesenchymal alterations, and possibly potentiating interactions between the two processes do not occur until later. The complexity of the end stage doesn't allow a statement about origin and development. The nature of the biochemical changes of structure on the axon is unknown. We suppose that a direct or indirect irradiation effect does occur at some parts of the neurofilament polypeptid chains and that the structure of these chains is altered by ionization in a way that finally leads to their destruction. Next we have to consider an irradiation damage of certain molecules of the axon membrane with consecutive loss of liquid from the axon and secondary damage to the axon structure itself. Our findings do not allow us to make a final distinction between these two alternatives, but we are definitely leaning towards an interpretation of our electrone microscopical findings as a primary alteration of neurofilament structure.

Literatur

Auf eine vollständige Übersicht wurde bewußt verzichtet. Viele der das bearbeitete Gebiet nur am Rande berührenden anatomischen, klinischen, biochemischen, elektrophysiologischen und pathologisch-anatomischen Arbeiten finden sich in den Literaturübersichten der mit * bezeichneten Publikationen.

1. ALLEN, N., NICHOLLS, J. G.: Presynaptic Failure of Neuromuscular Propagation after X-Irradiation. In: Effects of Ionizing Radiation on the Nervous System, 51—60, International Atomic Energy Agency, Vienna 1962.
2. ASSCHER, A. W., WILSON, C., ANSON, S. G.: Sensitisation of Blood-Vessels to Hypertensive Damage by X-Irradiation. Lancet 1961/I, 580—583.
3. — ANSON, S. G.: Arterial Hypertension and Irradiation Damage to the Nervous System. Lancet 1962/II, 1343—1346.
4. AUDIAT, J.: Action du rayonnement x sur les parametres d'excitabilité du nerf. C. R. Soc. Biol. (Paris) 110, 365—367 (1932).
5. — PIFFAULT, C.: Action des rayons x sur le nerf isolé. C. R. Soc. Biol. (Paris) 116, 1270—1273 (1934).
6. — L'action des rayons ultra-violets et des rayons x sur les nerfs périphériques. Masson, Paris 1935.
7. BACHOFER, C. S.: Ultraviolet effects on refractory period of nerve. Radiat. Res. 13, 850—853 (1960).
8. — Enhancement of activity of nerves by x-rays. Science 125, 1140—1141 (1957).
9. — GAUTEREAUX, M. E.: X-ray Effects on single nerve fibers. J. gen. Physiol. 42, 732—735 (1959).
10. — — Bioelectric activity of mammalian nerves during x-irradiation. Radiat. Res. 12, 557—583 (1960).
11. — — Bioelectric responses in situ of mammalian nerve exposed to x-rays. Amer. J. Physiol. 198, 715—717 (1960).
12.*— Radiation Effects on Bioelectric Activity of Nerves. In: Response of the Nervous System to Ionizing Radiation. Ed.: T. J. HALEY and R. S. SNIDER. New York and London: Academic Press 1962.
13. — Radiation Effects on Isolated Nerves. In: Effects of Ionizing Radiation on the Nervous System, 13—22, International Atomic Engergy Agency, Vienna 1962.
14. — X-Ray Induction of Electroretinogram. In: Effects of Ionizing Radiation on the Nervous System, 63—71, International Atomic Energy Agency, Vienna 1962.
15. BATEMAN, J. E.: Trauma to Nerves and Limbs. Philadelphia and London: Saunders 1962.
16. BERGSTRÖM, R. M.: The effect of 5.3 MeV polonium[210] alpha-particles on the electrical activity of alpha- and beta-fibers of the sciatic nerve. Ann. Med. exp. Fenn. 39, 211—215 (1961).
17. — Changes in peripheral nerve tissue after medication with high-energy protons. Acta radiol. (Stockh.) 58, 301 (1967).
18. BISCHOFF, A.: Ultrastructure of the Peripheral Nervous System, Normal and Pathological Anatomy. In: J. BABEL, A. BISCHOFF, H. SPOENDLIN: Ultrastructure of the Peripheral Nervous System and Sense Organs. Stuttgart: Thieme 1969.
19. BOOTH, J., VON MURALT, A., STÄMPFLI, R.: The photochemical action of ultraviolet light on isolated single nerve fibers. Helv. physiol. pharmacol. Acta 8, 110—127 (1950).
20. BRINKMAN, R.: Radiobiology of Nervous Receptors. In: Effects of Ionizing Radiation on the Nervous System, 3—9, International Atomic Energy Agency, Vienna 1962.

21. Cottier, H.: Blutgefäßschäden bei Mäusen im Spätstadium nach akuter ionisierender Ganzkörperbestrahlung. Gerontologia (Basel) **4**, 208—219 (1960).
22.*— Strahlenbedingte Lebensverkürzung. Berlin, Göttingen, Heidelberg: Springer 1961.
23.*— Histopathologie der Wirkung ionisierender Strahlen auf höhere Organismen (Tier und Mensch). In: Handbuch der Medizinischen Radiologie Band II, Teil 2, Strahlenbiologie. Hrsg.: L. Diethelm, O. Olsson et al. Berlin, Heidelberg, New York: Springer 1966.
24. Dawson, K. B., Rosen, D.: Increased Response of the Frog Nerve-Muscle Preparation Following X-Irradiation. In: Effects of Ionizing Radiation on the Nervous System, 43—49. International Atomic Energy Agency, Vienna 1962.
25. Duvall, C. P., Gasteiger, E. L.: The Effects of Ionizing Radiation on Peripheral Nerve. U.S. Atomic Energy Comm. TID 5741, 1—6 (1960).
26. Friede, R. L., Samorajski, T.: Myelin Formation in the Sciatic Nerve of the Rat. A quantitative Electron Microscopic, Histochemical and Radioautographic Study. J. Neuropath. exp. Neurol. **27**, 546—570 (1968).
27. Gaffey, C. T.: Bioelectric Effects of High Energy Irradiation on Nerve. In: Response of the Nervous System to Ionizing Radiation, 277—296. Ed.: T. J. Haley and R. S. Snider. New York and London: Academic Press 1962.
28. Garvey, N. N.: Structural changes in cutaneous nerves in acute radiation sickness. Med. Radiol. (Mosk.) **6**, 30—35 mit engl. Zus.fass. (1958).
29. Gasteiger, E. L.: The Radioresistance of peripheral nerve. In: "Neurological Sciences", Proc. 1st Intern. Congr., Brussels, 1957. Eds.: L. van Bogaert and J. Radermacher. Vol. 4: Neuropathology, 130—136. New York: Pergamon.
30. — Campbell, B.: Alteration of Mammalian Nerve Compound Action Potentials by Beta Irradiation. In: Response of the Nervous System to Ionizing Radiation, 597—605. Eds.: T. J. Haley and R. S. Snider. New York and London: Academic Press 1962.
31. — Daube, J. R.: A Comparison of the Effects of Ultraviolet and Ionizing Radiations on Electrical Characteristics of Nerve. In: Effects of Ionizing Radiation on the Nervous System, 27—40. International Atomic Energy Agency, Vienna 1962.
32.*Gerber, G. B., Ladner, H. A. et al.: Biochemisch nachweisbare Strahlenwirkungen und deren Beziehung zur Strahlentherapie. Stuttgart: Thieme 1970.
33. Gerstner, H. B., Orth, J. S., Richey, E. O.: Effect of high-intensity x-irradiation on velocity of nerve conduction. Amer. J. Physiol. **180**, 232—236 (1955).
34. — Effect of High-Intensity X-Radiation on the A Group Fibers of the Frog's Sciatic Nerve. Amer. J. Physiol. **184**, 333—337 (1956).
35. Gromada, J., Polachek, P.: The influence of X-ray irradiation on certain portions of the peripheral system in rats. Med. Radiol. (Mosk.) **4**, 21—27, russisch mit engl. Zus.fass. (1959).
36. Guarino, M., Peroni, L.: Le alterazioni morfologiche da radiazioni ionizzanti di alcune strutture nervose nel sottocutaneo, alla luce della più recenti acquisizioni in tema di fisipatologia del sistema nervoso periferico. Riv. Anat. pat. **19**, 359—390 (1961).
37. Holtzman, I. N., Howes, W. E.: Peripheral Nerve Destruction — An unusual sequel of Radium Therapy. Amer. J. Roentgenol. **43**, 426—427 (1940).
38. Janzen, A. H., Warren, Sh.: Effect of Roentgen Rays on the Peripheral Nerve of the Rat. Radiology **38**, 333—337 (1942).
39. Khazanov, M. A., Korenevskaya, A. A.: Femoral nerve neuritis of radioactive genesis. Sovetsk. Med. **10**, 116 (1958).
40. Kreutzberg, G., Wechsler, W.: Histochemische Untersuchungen oxydativer Enzyme am regenerierenden Nervus ischiadicus der Ratte. Acta neuropathol. (Berl.) **2**, 349—361 (1963).
41. Kroebel, W., Krohm, G.: Die Wirkung geringer Strahlendosen auf die Signalerzeugungs- und Fortleitungseigenschaften in Froschnerven. Atomkernenergie **4**, 280—286 (1959).
42. — Vanselow, K.: Der Wirkungsmechanismus der Nervenschädigung durch ionisierende Strahlen geringer Dosis. Atomkernenergie **6**, 385—396 (1961).
43.*Lebedinskiy, A. v., Nakhil'Nitskaga, Z. N.: Effects of Ionizing Radiation on the nervous System. Amsterdam, London, New York: Elsevier 1963.
44. Linder, E.: Über das funktionelle und morphologische Verhalten peripherer Nerven längere Zeit nach Bestrahlung. Fortschr. Röntgenstr. **90**, 618—624 (1959).

45. MAKARCHENKO, A. F., ZLATIN, R. S.: Veränderungen in der Nervenaktivität von Hunden nach chronischer Einwirkung geringer Dosen ionisierender Strahlen. Fiziol. Zh. (Kiew) 5, 16—23 (1959); Ref. in Ber. Ges. Biol. Abt. 3, 210, 6 (1959).

46. McCUTCHEON, M.: Problems and Effects of Radiation on Capillary Permeability. J. cell. comp. Physiol. 39, suppl. no 2, 113—135 (1952).

47. MELLICK, R., CAVANAGH, J. B.: The Function of the Perineurium and its Relation to the Flow Phenomenon within the endoneurial Spaces. Proc. Austr. Ass. Neurol. 5, 521—525 (1968).

48. — — Changes in Blood Vessel Permeability during Degeneration and Regeneration in Peripheral Nerves. Brain 91, 141—160 (1968).

49. MORGAN-HUGHES, J. A., ENGEL, K.: Structural and Histochemical Changes in the Axons Following Nerve Crush. Arch. Neurol. (Chic.) 19, 598—612 (1968).

50. — — Histochemical Patterns in Single Peripheral Nerve Fibers. Arch. Neurol. (Chic.) 19, 613—617 (1968).

51. MUMENTHALER, M.: Armplexusparesen im Anschluß an Röntgenbestrahlung. Schweiz. med. Wschr. 94, 1069—1075 (1964).

52. — Iatrogene Schäden am Nervensystem und an der Muskulatur. Festschrift „75 Jahre Hommel", 1965.

53.*MURALT, A. v.: Neue Ergebnisse der Nervenphysiologie. Berlin, Göttingen, Heidelberg: Springer 1958.

54. NACHMANSOHN, D. J.: Nerve function and irradiation effects. J. cell. comp. Physiol. 39, suppl. no 2, 137—177 (1952).

55. POIRIER, J.: L'Ultrastructure des Nerfs Périphériques. Presse méd. 1, 23—26 (1968).

56. PORETTI, G. G.: Bestrahlung von peripheren Nerven mit Röntgen- und Radiumstrahlen. Diss. ETH 1953, Prom. Nr. 2200.

57. POSTERNAK, J. M.: Action des rayons X et Gamma sur le système nerveu (Effets immédiats et effets survenant à bref délai). Schweiz. med. Wschr. 92, 1177—1181 (1962).

58. REDFIELD, E. S., REDFIELD, A. C., FORBES, A.: Action of beta rays of radium on excitaility and conduction in the nerve trunk. Amer. J. Physiol. 59, 203—221 (1922).

59. ROTHENBERG, M. A.: Studies on Permeability in relation to nerve function. II. Ionic movements across axonal membranes. Biochim. biophys. Acta (Amst.) 4, 96—114 (1950).

60.*RUCH, TH, C., PATTON, H. D., et al.: Neurophysiology. Second Edition. Philadelphia and London: Saunders 1968.

61. RUGH, R.: Biological Effecas of Ionizing Radiations. J. Neuropath. exp. Neurol. 17, 2—11 (1958).

62.*SCHADÉ, J. P., FORD, D. H.: Basic Neurology. Amsterdam, London, New York: Elsevier 1967.

63. SCHMITZ, W., SCHAEFER, H.: Über den Einfluß der Röntgenstrahlen auf den Nervenaktionsstrom. Strahlentherapie 46, 564—567 (1933).

64. SPIESS, H.: Die Schädigung des Nervensystems durch ionisierende Strahlen. Therapeutische Umschau 27, 379—386 (1970).

65. STOLL, B. A., ANDREWS, J. T.: Radiation-induced Peripheral Neuropathy. Brit. med. J. 178, 834—837 (1966) I.

66.*STREFFER, C.: Strahlen-Biochemie. Springer-Verlag, Berlin, Heidelberg, New York 1969.

67. SUNDERLAND, S.: Nerves and Nerve Injuries. Edinburgh and London: E & S Livingstone 1968.

68.*UPTON, A. C.: Radiation Injury. The University of Chicago Press, Chicago and London 1969.

69. WILLIAMS, A. O., OSUNTOKAN, B. O.: Peripheral Neuropathy in Tropical (Nutritional) Ataxia in Nigeria. Arch. Neurol. (Chic.) 21, 475—492, (1969).

70. YAMASHITA, H., MIYASAKA, J.: Effects of Beta-rays upon a single Nerve Fiber. Proc. Soc. exp. Biol. (N. Y.) 80, 375—377 (1952).

71.*ZEMAN, W.: Non traumatic physical forces. In: Pathology of the Nervous System. Ed.: J. MINCKLER, Vol. I, 862—939. New York: Mc Graw-Hill 1969.

Sachverzeichnis

Schriftenreihe Neurologie — Neurology Series

Monographien aus dem Gesamtgebiete der Psychiatrie — Psychiatry Series

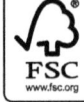